SUPERサイエンス

緊急出版

人類を脅かす新型コロナウイルス

名古屋工業大学名誉教授
齋藤勝裕 Saito Katsuhiro

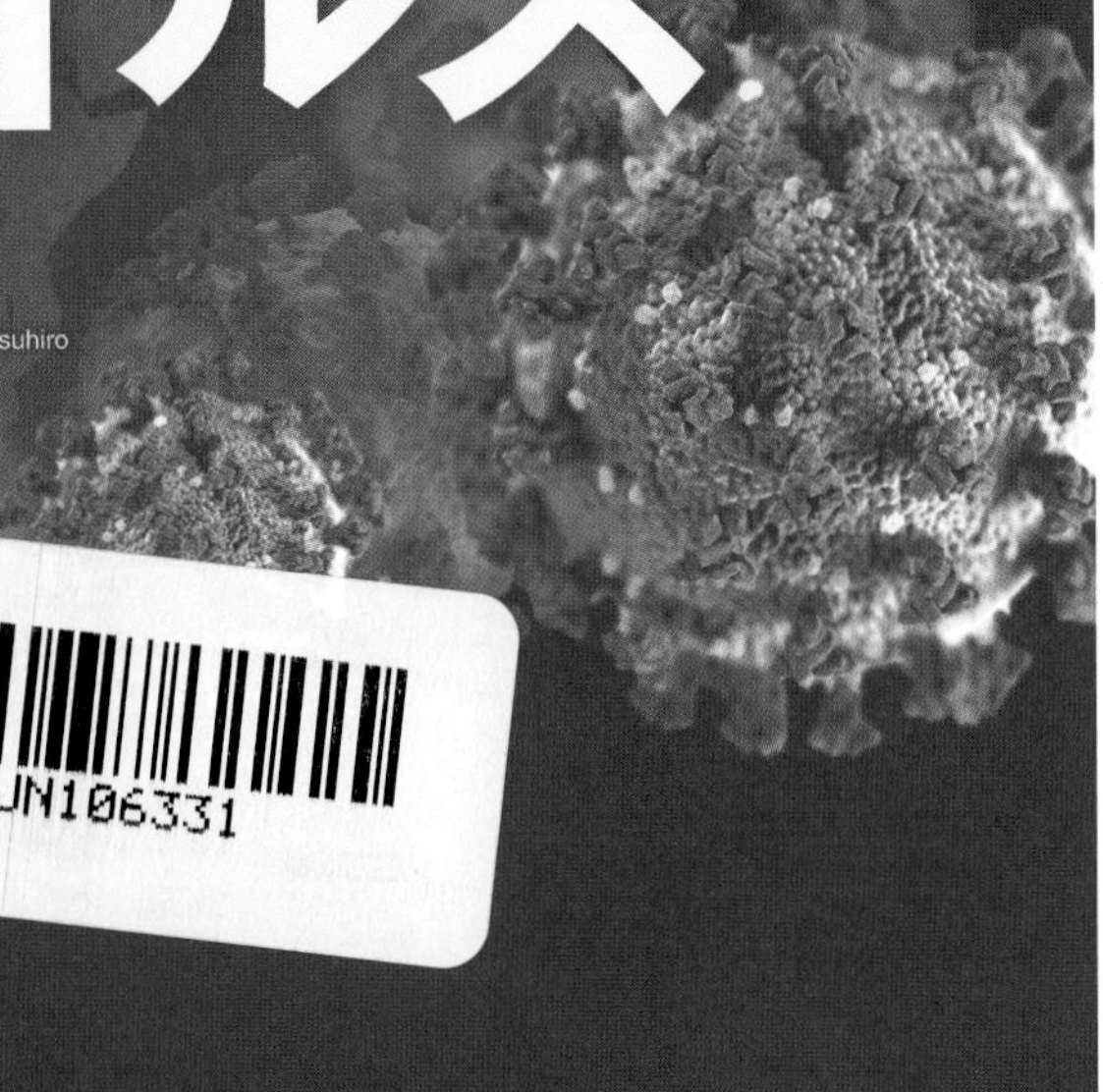

JN106331

C&R研究所

■本書について

- 本書は、2020年5月時点の情報をもとに執筆しています。
- 本書の掲載データは、米ジョンズ・ホプキンス大学、厚生労働省、外務省の発表データを基に作成しています。

●本書の内容に関するお問い合わせについて

この度はC&R研究所の書籍をお買いあげいただきましてありがとうございます。本書の内容に関するお問い合わせは、「書名」「該当するページ番号」「返信先」を必ず明記の上、C&R研究所のホームページ（https://www.c-r.com/）の右上の「お問い合わせ」をクリックし、専用フォームからお送りいただくか、FAXまたは郵送で次の宛先までお送りください。お電話でのお問い合わせや本書の内容とは直接的に関係のない事柄に関するご質問にはお答えできませんので、あらかじめご了承ください。

〒950-3122　新潟市北区西名目所4083-6
株式会社C&R研究所　編集部
FAX 025-258-2801
「SUPERサイエンス 人類を脅かす新型コロナウイルス」サポート係

はじめに

2019年12月に中国湖北省武漢市で発見された新型コロナウイルスは、わずか3カ月後の2020年3月初旬にはパンデミック状態となって世界中に蔓延しました。

日本の感染者数も相当数に上っていることは間違いありません。それを受けて政府は3月初めから全国の小、中、高校と幼稚園を休業にするようにとの要請を行いました。そして4月にはついに非常事態宣言を出して不要不急の外出を自粛するなどの要請を出すに至りました。このような対処のおかげでさしもの猛威も陰りをみせ、非常事態宣言は5月25日に解除されました。一般にウイルスは高温多湿に弱いと言います。これからの日本の夏によってコロナが収束してくれることを願いたいところですが、秋から冬にかけて第二波、第三波がくるなどという恐い予想も出ています。

本書は、新型コロナウイルスに関する最新の情報だけでなく、ウイルスの基本的な性質・構造、更にはウイルスと免疫の関係、予防薬・治療薬などに至るまでをやさしく、わかりやすく解説したものです。

本書が新型コロナウイルスの一日も速い撲滅に貢献できたら、大変に嬉しいことと思います。

2020年5月

齋藤勝裕

CONTENTS

CONTENTS

Chapter 5 ウイルスの形状と構造

Chapter 6 ウイルスの増殖

CONTENTS

Chapter 7

ウイルスと病気

Chapter 8

ウイルスと免疫

Chapter 9 ウイルスの検査薬と治療薬

Chapter. 1
パンデミックした新型コロナウイルス

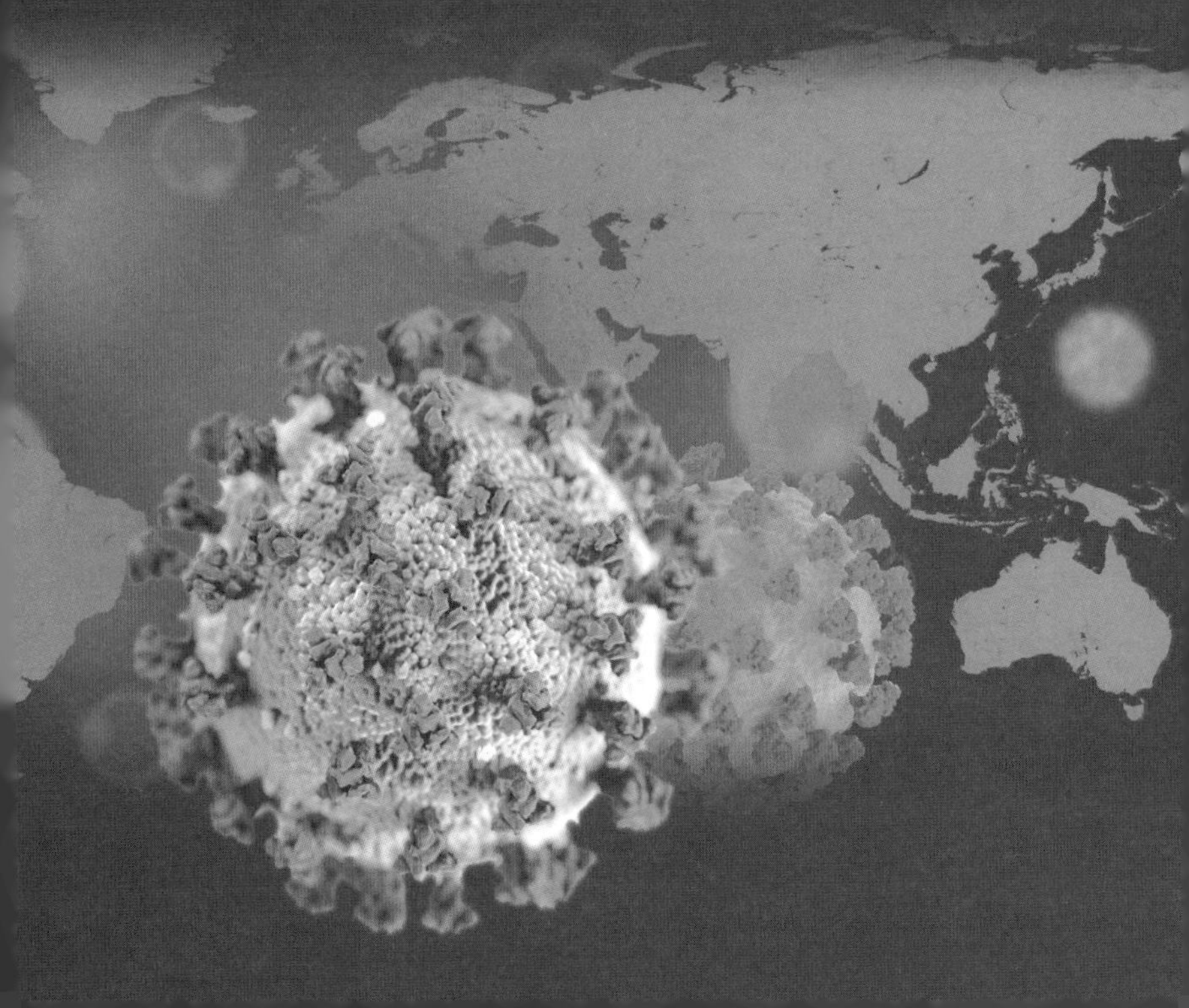

SECTION 01

パンデミック

テレビは、この瞬間も新型コロナウイルスのニュースでもちきりです。日本で新型コロナウイルスの話が話題になったのは、2019年年末からですから、それ以来、この話の連続です。

中国湖北省の武漢市から発生したと言われるこのウイルスは人口1100万人に迫る大都市武漢市を都市封鎖に追い込み、ようやく下火になりました。ところがそれと入れ替わるように世界中の大都市が都市封鎖に追い込まれています。日本の大都市、東京や大阪などもその例にもれません。

●新型コロナウイルス

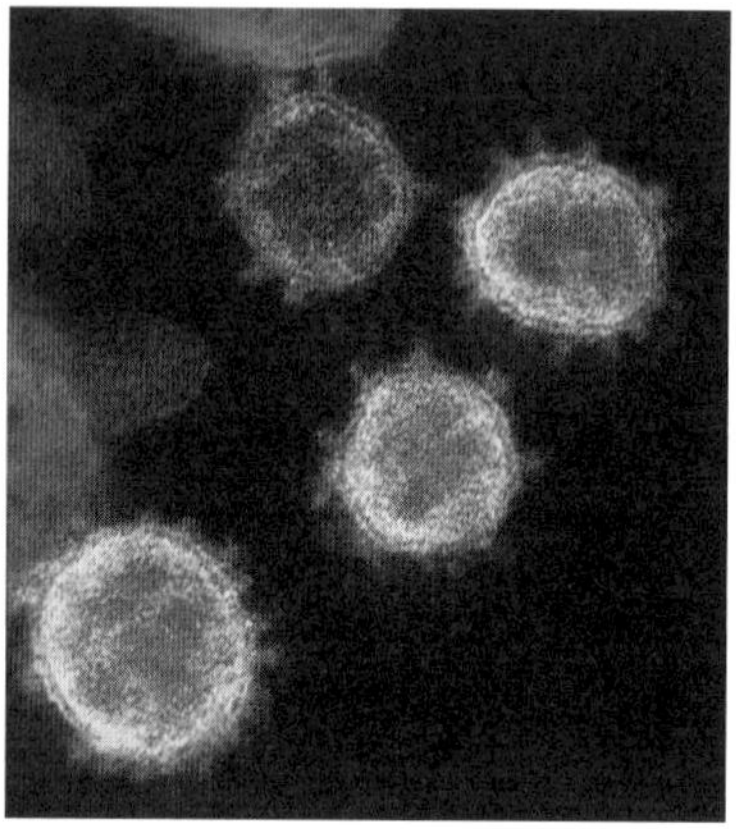

©NIAID-RML

パンデミック宣言

世界の健康問題を扱うのは世界保健機構「ＷＨＯ」です。ＷＨＯはコロナウイルス発生の当初から注意と警戒を呼びかけ続けていましたが、パンデミック宣言を出すことにはためらっていました。

パンデミックは「爆発的感染」あるいは「世界規模感染」などと訳されますが、感染病が蔓延し、それが短期間の間に世界規模にまで発展することを言います。しばらく慎重に様子見を続けたＷＨＯもついに意を決して3月11日にパンデミックと判断したことを表明しました。ＷＨＯがパンデミックを宣言するのは新型インフルエンザが流行した２００９年以来初めてのケースとなります。

パンデミック宣言の意味

パンデミック宣言は出されましたが、ＷＨＯはインフルエンザの感染以外で「パンデミック」の基準を明確に定めていません。ＷＨＯで緊急事態への対応を統括するマイク・ライアン氏はこれまで、新型コロナウイルスの感染拡大が「パンデミック」に該当する条件として、「全世界の人がこの感染症にさらされる可能性が高いと考えられている状態」などと説明しています。

この宣言を通じてＷＨＯは、感染が広がっている国に一層の対策強化を訴えましたが、宣言によって、ＷＨＯ加盟国に新たな対策などが義務付けられるわけではありません。ＷＨＯ当局は、「パンデミックと認定したからといって、このウイルスがもたらす脅威に対するＷＨＯの見方や評価は変わらない。ＷＨＯの対応は変わらないし、各国が取るべき対策も変わるわけではない」と説明しています。

しかし、このような宣言が出ることによって、

●世界で感染が広がっている新型コロナウイルス

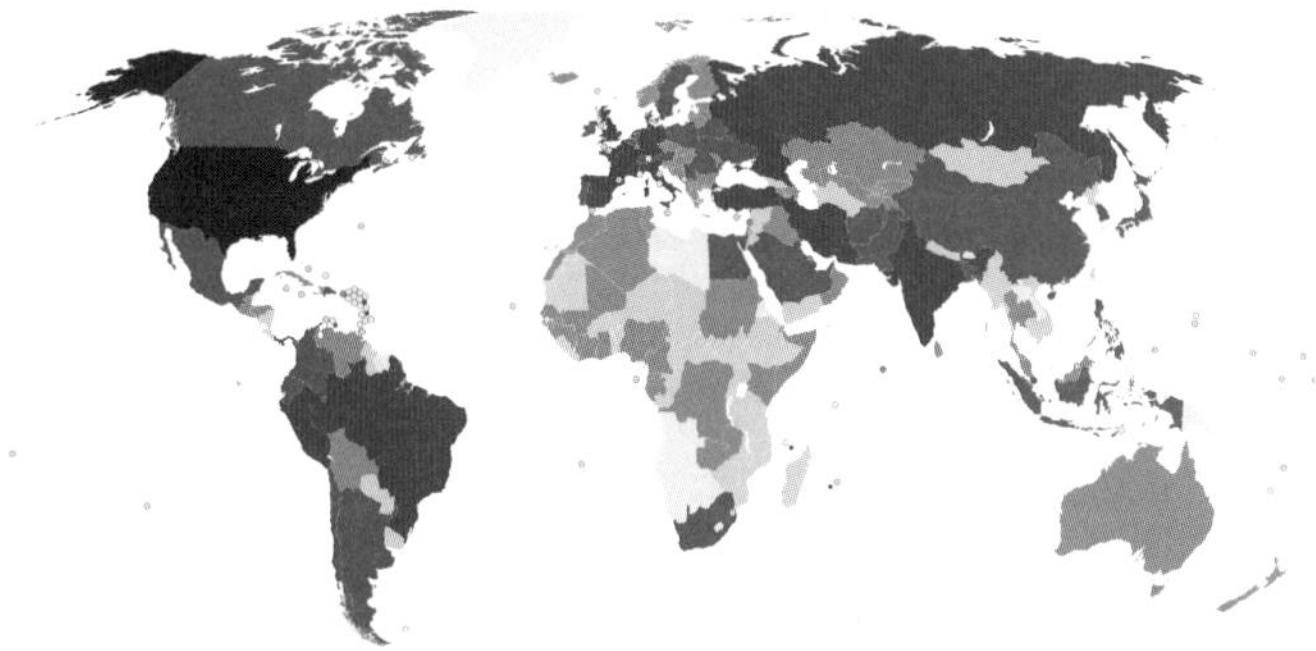

※色の濃いエリアが感染者数の多い国（2020年5月27日現在）

世界中の国がコロナウイルスを見る眼は変化し、更なる警戒感と危機感を持ったことは言うまでもありません。各国の首脳が新型コロナウイルスの感染予防を呼びかけ、そのために取るべき最大限の手段を講じることを表明しています。

日本の安倍首相もWHOの表明を受けて「世界的な感染の広がりが続いていることへの判断だと思う。日本としても、これまで以上に国際社会と協力しながら対応を強めていきたい」とのコメントを発表しています。

●世界保健機構「WHO」

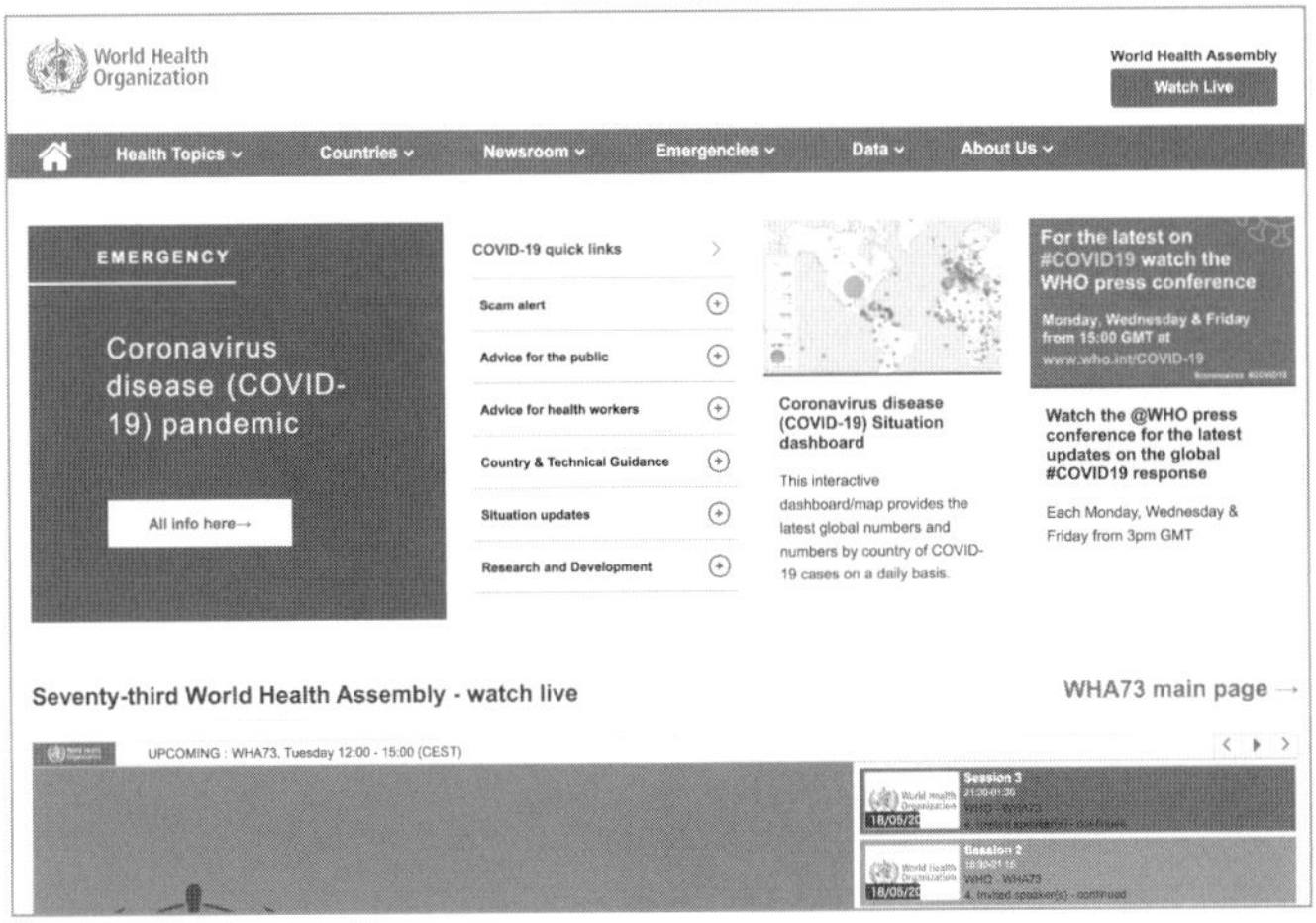

SECTION 02

新型コロナウイルス事件

２０２０年は新型コロナウイルスと共に明けたと言っていいような状況です。中国湖北省武漢市で原因不明の肺炎患者が発見されたのは、２０１９年12月8日のことでした。

それから堰を切ったように患者が増大し、患者は世界中に広がり、全世界がこの原因不明と言われた肺炎の原因となった新型コロナウイルスのニュースで、はちきれんばかりになりました。その様子はまさに「新型コロナウイルス事件」と言ってもいいような有様です。

新型コロナウイルス事件の時間経過

２０２０年3月までの「新型コロナウイルス事件」の時間経過を見てみましょう。

❶ 事件の発端

そもそも、新型コロナウイルス事件はどのようにして発生したのでしょう？

２０１９年

・12月30日：武漢市の病院に勤務する医師の李文亮氏により、原因不明の肺炎について記載された公文書が、中国のメッセージアプリ「WeChat」で流される。

・12月31日：世界保健機関（ＷＨＯ）へ最初に報告。

２０２０年になると次のように立て続けに事態が急変しました。主なものを見てみましょう。

・1月1日：華南海鮮卸売市場を閉鎖。中国が、感染源がこの市場から発生したと認めたのでしょう。

・1月7日：原因が新種のコロナウイルスであることを確認。

・1月9日：中国で最初の死亡者を確認。

❷ 全世界に感染

新型コロナウイルスはその後、あっという間に全世界に広がっていきました。

- 1月13日：タイで最初の感染症例を確認。初めての中国国外での感染者でした。これ以降、日本を始め、アジア各国だけでなく、アメリカ、ヨーロッパにまで感染は広がっていったのでした。
- 1月16日：日本で最初の感染者を確認。
- 1月19日：韓国での感染者を確認。
- 1月20日：広東省で人と人との感染が確認される。
- 1月23日：武漢市が人の出入りの制限を始める。
- 1月31日：WHOが国際的に懸念される公衆衛生上の緊急事態（PHEIC）を宣言。

❸ 事件の影響

このような動きにともなって、一般人の間にも感染を防ごうとの動きが出てきました。しかし、その動きは思わぬことで停滞させられました。

- 2月2日：世界的にマスクが品薄になる。高額転売で荒稼ぎを行う者も現れた。
- 2月3日：中国がわずか10日間で3000ベッド規模の病院を建設。
- 2月5日：横浜ではダイヤモンドプリンセス号が日本政府の指示で14日間の隔離措置を開始。
- 2月7日：中国の医師の李文亮氏が死亡。
- 2月11日：WHOが新型コロナウイルスの感染による疾患を「COVID-19」と命名し、国際ウイルス分類委員会(ICTV)がこのウイルスを「SARS-CoV-2」と分類。
- 2月13日：日本で初の死者が確認。
- 2月21日：日本での感染者が100人を超える。
- 2月29日：イタリアでの感染者が1000人を超える。

事件への対策

このような異常な事件を迎えて世界中の国が対抗に打って出ました。その主な策は、国民に不要不急の外出を自粛してもらい、外国人の入国を禁ずると言うものです。

国によって法体系が異なりますが、強力な施策が許されている国では外出自粛に従わない者には罰を課すことになりました。また、食料品販売店など、日常生活に密着した商店以外は営業禁止としました。この結果、国中は火が消えたように閑散とした状態となりましたが、そこでジッと、国民の多くに免疫ができるまで耐え忍ぶということです。何やら中世のペスト禍に怯える世界を彷彿とさせます。

日本でも3月下旬に新型コロナウイルス特別措置法が成立し、それに従って4月7日に緊急事態宣言が発動されました。ただし、日本の場合には、この法律や宣言に従わなかったとしても、一切の罰則規定はありません。

したがって政府や自治体はひたすら要請、つまり「お願い」する事しかできません。「命令」は出来ないのです。そのため、大規模遊戯施設は休止して下さいと言う自治体のお願いを聞かずに、4月下旬時点で店を開き続けていたパチンコ店がありました。

これに対して自治体は「店名を公表する」という手を打ちました。これが罰に当たらないのかどうかは今後行政と司法が判断することでしょう。しかし、店名が公表されたおかげでそのパチンコ店に客が集中したといいますから皮肉です。

SECTION 03

新型コロナウイルスの発生

新型コロナウイルスと言うからには、今まで無かった「新型」つまり今までどのような研究者も見たことが無く、どのような人々もそれに感染して病気になったことなど無かった、全く新規なウイルスと言うことなのでしょう。

新種の発生

そのような、新規なウイルスがどのようにしてどこで発生したと言うのでしょうか？

たまに新聞に、新種のトンボが発見されたなどというニュースが載ります。昆虫の場合には、数年に一度くらいは新聞に載ることがありますが、動物などの生き物になると、新種の発見は、ものすごく珍しいことになります。例えば沖縄のヤンバルクイナという鳥など、新種が発見されたのは四、五十年前だったのではないでしょうか？

反対にシーラカンスは４億年もの間、変化せずに生き抜いてきたと言います。

　このように、生物の変化には時間が掛かり、それだけに、一旦固定された生物の形状、性質は容易なことでは変化しません。

変わり易いものと難いもの

　ウイルスは違います。後に見るように、何と言ってもウイルスは生物ではないのです。例えば、生物であり、ペットである犬の形態と性質を変えるには多くのブリーダーの努力だけではなく、何年と言う長い年月に渡る弛まない努力が必要です。

　しかし、生物でないウイルスにとって、形態、性質の変化などたやすいことです。昔、奈良女子大の数学者であった岡潔先生は素晴らしい言葉を残しました。「数学者は百姓である。物理学者は大工である。百姓は大地に種を撒いて水をやる。水をやらなければ芽吹かないし、やり過ぎれば根腐れを起こして枯れる。全てはオテントサマ（太陽）任せである。ところが大工は違う。板と釘があれば一晩で家を立てる。（だから原爆を作った）。」と言うのです。

生物でないウイルスにとって、自分を変えるメタモルフォーゼすることなど屁でもありません。むかし日本では多分論語譲りでしょうが、「男子三日会わざれば刮目して見よ」と言う言葉がありました。男の子は三日顔を合わさないと、その間に驚くほど変化し、成長を遂げる。三日目に会う時には目を見開いてしっかりと見なければならない」と言うような意味です。

しかし、ウイルスは生物ではありません。どのような環境、どのような条件件に置いても簡単にメタモルフォーゼするのです。

発生の現場

今回の新型コロナウイルスの場合には、目下のところ、中国湖北省武漢市の華南海鮮卸売市場が感染源と言われています。これは中国当局の発表であり、正確、詳細なことは後に公明正大な調査に基づいて行なわれるであろうＷＨＯの調査結果を待たなければなりません。しかし、データがこれしかない現状では、このデータを基に推論する以外ありません。

SECTION 04

日本における経過

テレビやネットのニュースでは毎日のように、感染者の総数とその日に新しく発生した感染者数を報じています。

地域別に見た感染者数

次のグラフは5月27日の各都道府県の感染者数を表した物です。東京都がずばぬけて多く、次は大阪府、神奈川県、北海道、埼玉県、千葉県が続きます。

これは、大阪府と北海道を除くこれらの県が東京都のベッドタウンになっていることを考えると当然と言えば当然の結果でしょう。表では滋賀県以下は100人以下、長崎県以下は20人以下と少なくなっています。つまり、感染者の多い地域と少ない地域の二極分化が進みつつあるのです。

●東京都における感染者数の変遷(2020年5月27日)

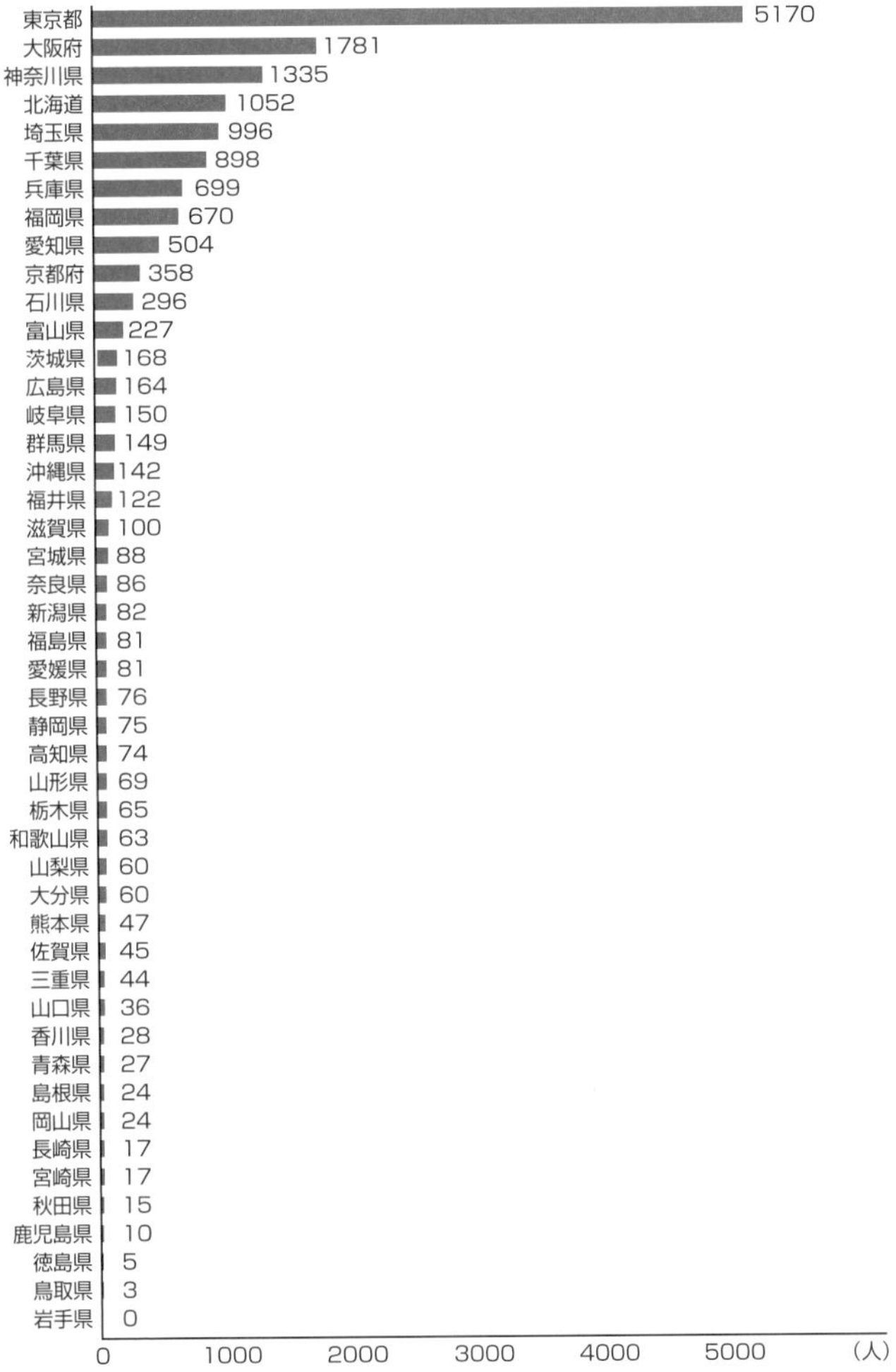

このため、新型コロナウイルス特別措置法に基づく緊急事態宣言が発動された4月7日以降、市民の不要不急の外出、移動の自粛が要請されました。これは、感染者の少ない地域に、多い地域の感染可能性のある人が移動して感染が全国に蔓延することを防ぐ狙いもあります。

感染者数の変化

新型コロナウイルスが問題になってから約5カ月が過ぎました。その間、国内における感染者数は当初、指数関数的に増加していきました。グラフ①は東京都における感染者数の推移を表した物であり、4月以降の増加の勢いの凄さをまざまざと見せつけています。

●東京都内の感染者数の推移（グラフ①）

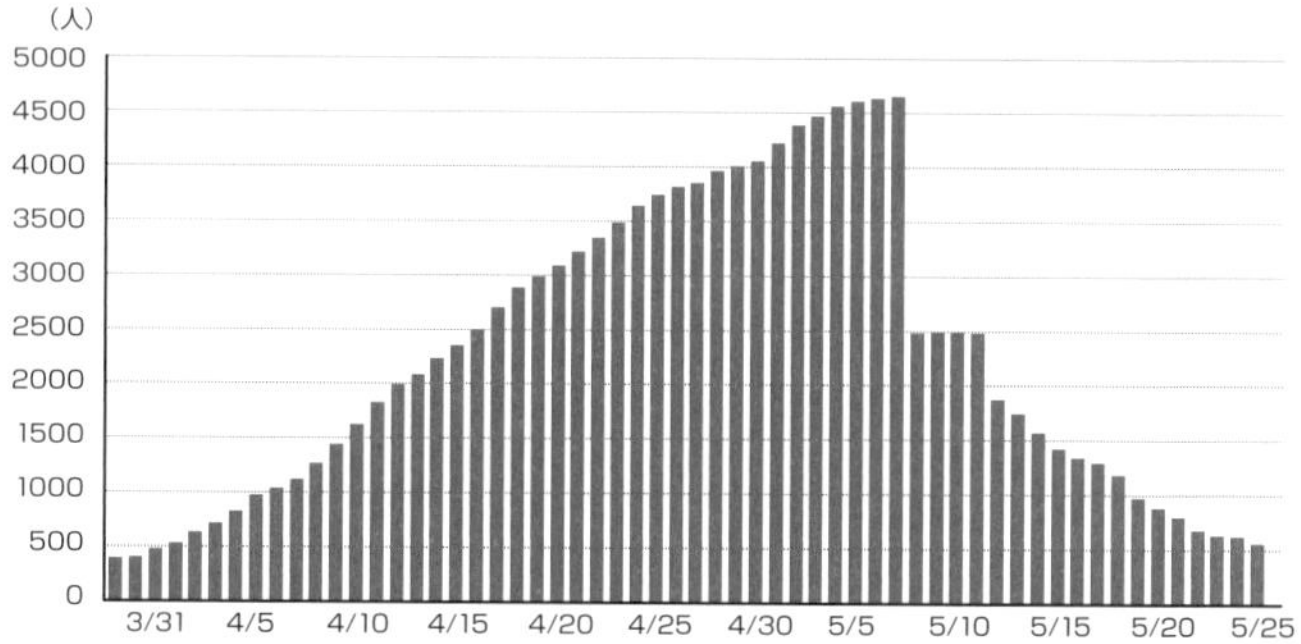

グラフ②は国内全体における感染者の推移を表した物です。先に見たグラフ①のように４月以降、凄い勢いで上昇しています。

しかし、よく見ると5月を過ぎると、増加のカーブがなだらかになり、上に反りかえった指数関数ではなく、右下がりの減少傾向してきていることが見て取れます。

この傾向は、次ページのグラフ③の新規感染者数を見るとよくわかります。これはその日一日に発生した感染者数を表した物です。４月中旬に入ると減少しています。それまでの上に反った指数関数的増加から、右下がりの減少傾向を表しています。

●国内全体における感染者の推移（グラフ②）

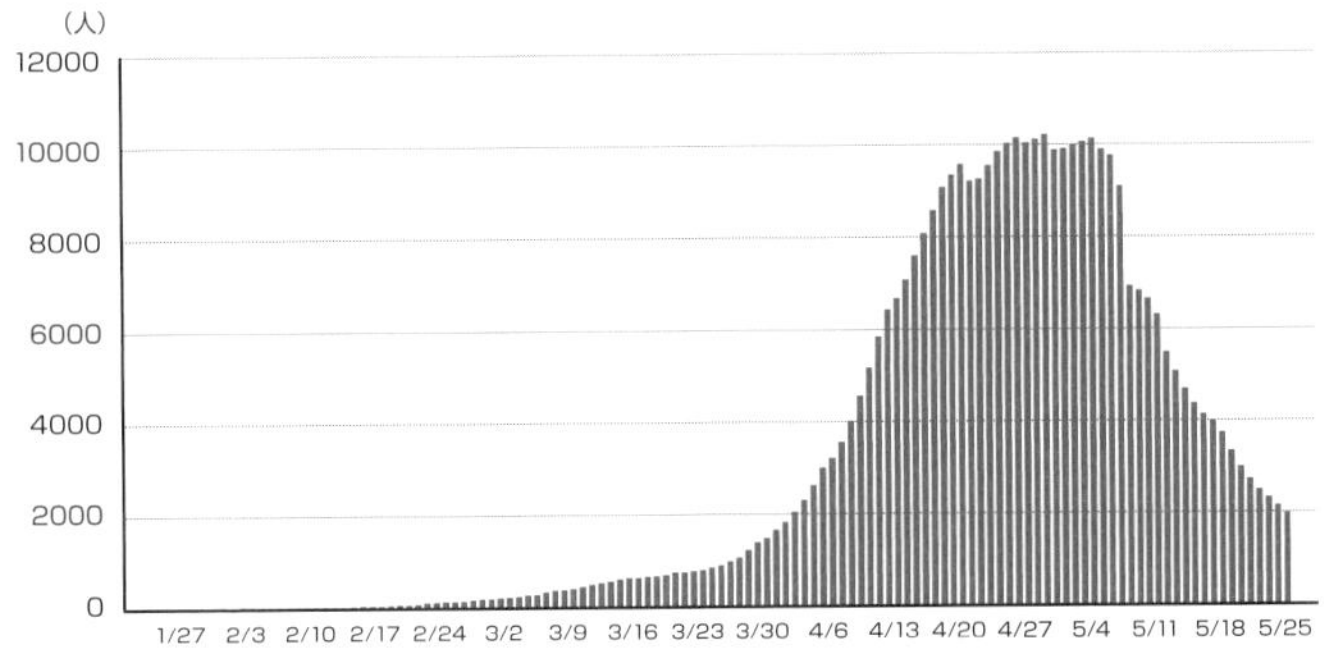

グラフの意味

しかし、これらのグラフを見て一喜一憂してはいけません。実はこのグラフに統計的な意味はほとんど無いからです。と言うのは、サンプリング数が極端に少なく、しかもサンプリングが恣意的に行われているからです。

はやい話、感染者を見つけるためのＰＣＲ検査をしなければ良いだけなのです。反対に真面目に検査をすれば感染者数は増えます。そのため、当初からＰＣＲ検査数を増やすべきだとの声はあったのですが、当局の動きは鈍かったと言わざるを得ない所でしょう。

しかし、最近になって、当局もＰＣＲ検査の他に、測定簡便で所要時間も短くて済む抗体検

●国内全体における新規感染者数の推移（グラフ③）

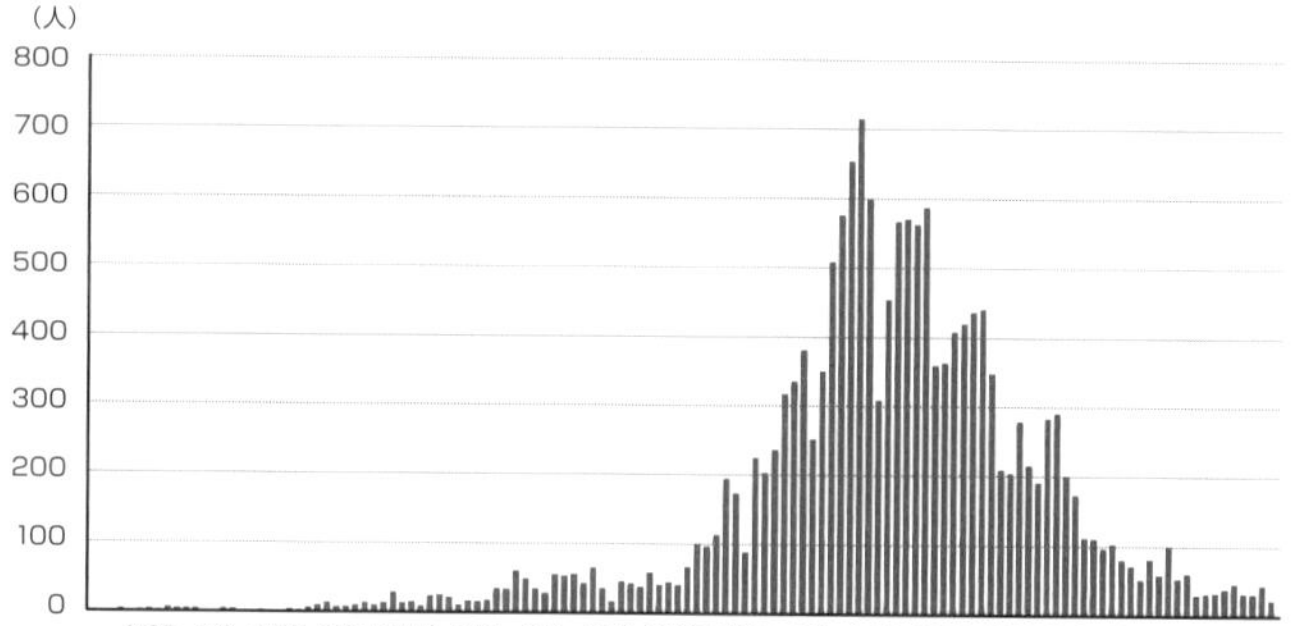

査を加えて検査件数を増やす方向に舵を切る意向のようですので、今後は統計的に意味のある測定結果が出てくることでしょう。

感染者数シミュレーション

グラフ④は、統計の専門家が日本国内の感染者数の伸びの変化を、シグモイド関数でシミュレーションした結果です。データは４月１日現在(図中矢印)の数値を使用しています。この計算には次の仮定が入っています。

❶感染のピークが線幅2カ月ほどの正規分布になる(１００年前のスペイン風邪パンデミックの死者数のプロットを参照)

●感染者数シミュレーション(グラフ④)

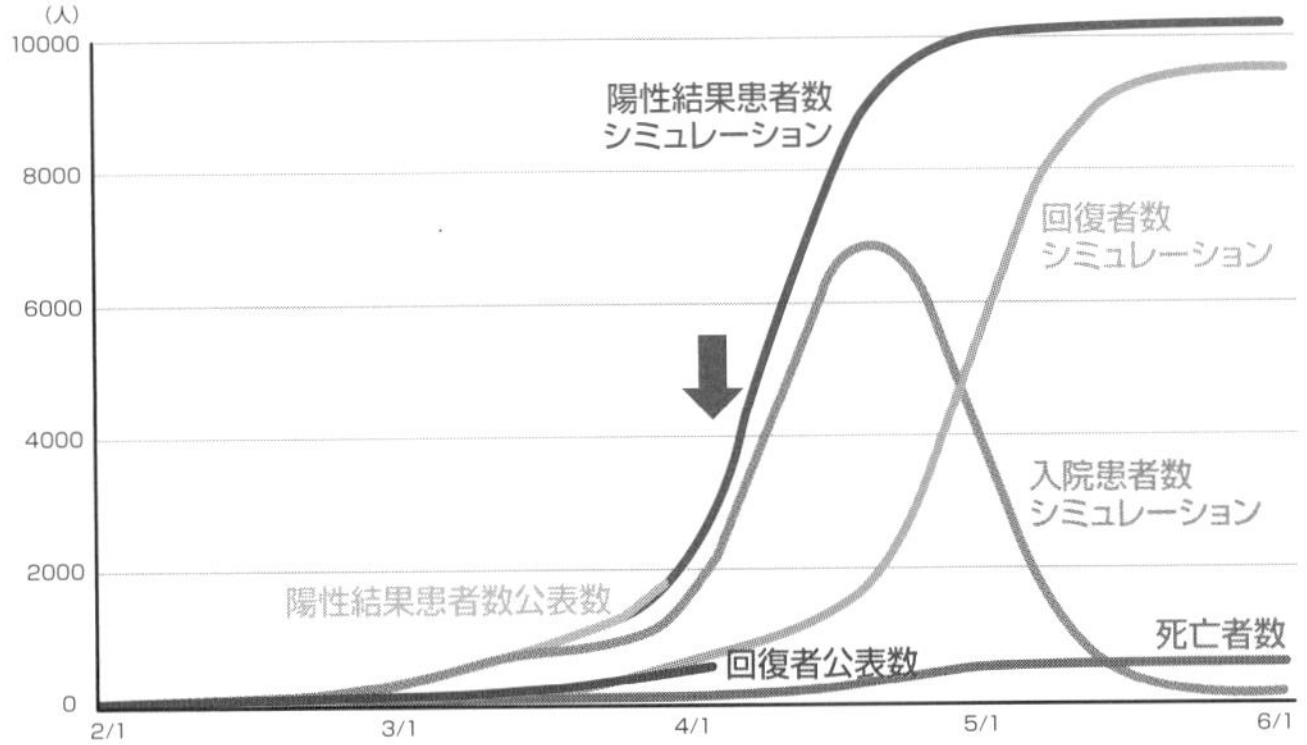

❷ 全年代平均致死率＝2％
❸ 日本の検査および感染者報告方針に変更が無い

　このシミュレーションでは、残念ながら公表感染者数でも死者数でも4月末に韓国をぬいてしまいますが、ほぼ想定の範囲内に収まり、この急激な伸びは、まだ感染爆発の予兆ではないと考えられるといいます。

　このシミュレーションでは、入院患者数は4月19日頃にピークに達し、医療崩壊さえ起きなければ、5月末くらいに終息するという推定です。

　これはシミュレーションであり、あくまでも仮定の上での推論ですが、入院患者数が4月中旬にピークを迎え、5月末には収束するとされます。明るい見通しです。ぜひ、その様な結果になることを祈りたいものです。

SECTION 05

世界における経過

新型コロナウイルスはいまや、全世界に広がっています。

感染者数途犠牲者数

アメリカのジョンズ・ホプキンス大学のまとめによると、世界全体の新型コロナウイルスの感染者の数は、日本時間の5月31日の時点で、600万3762人になりました。感染者数を国別にみると、多い順に次のようになっています。

- アメリカ：176万4671人
- ブラジル：46万5166人
- ロシア　：39万6575人
- イギリス：27万4219人

・スペイン：23万9228人
・イタリア：23万2664人

死亡した人の総数は36万7356人となっています。国別では次のようになっています。

・アメリカ：10万3605人
・イギリス：3万8458人
・イタリア：3万3340人
・フランス：2万8717人
・ブラジル：2万7878人
・スペイン：2万7125人

感染者数の推移

グラフ①は各国の感染者の累計を表した物で

●新型コロナウイルスの国別感染者数の推移（グラフ①）

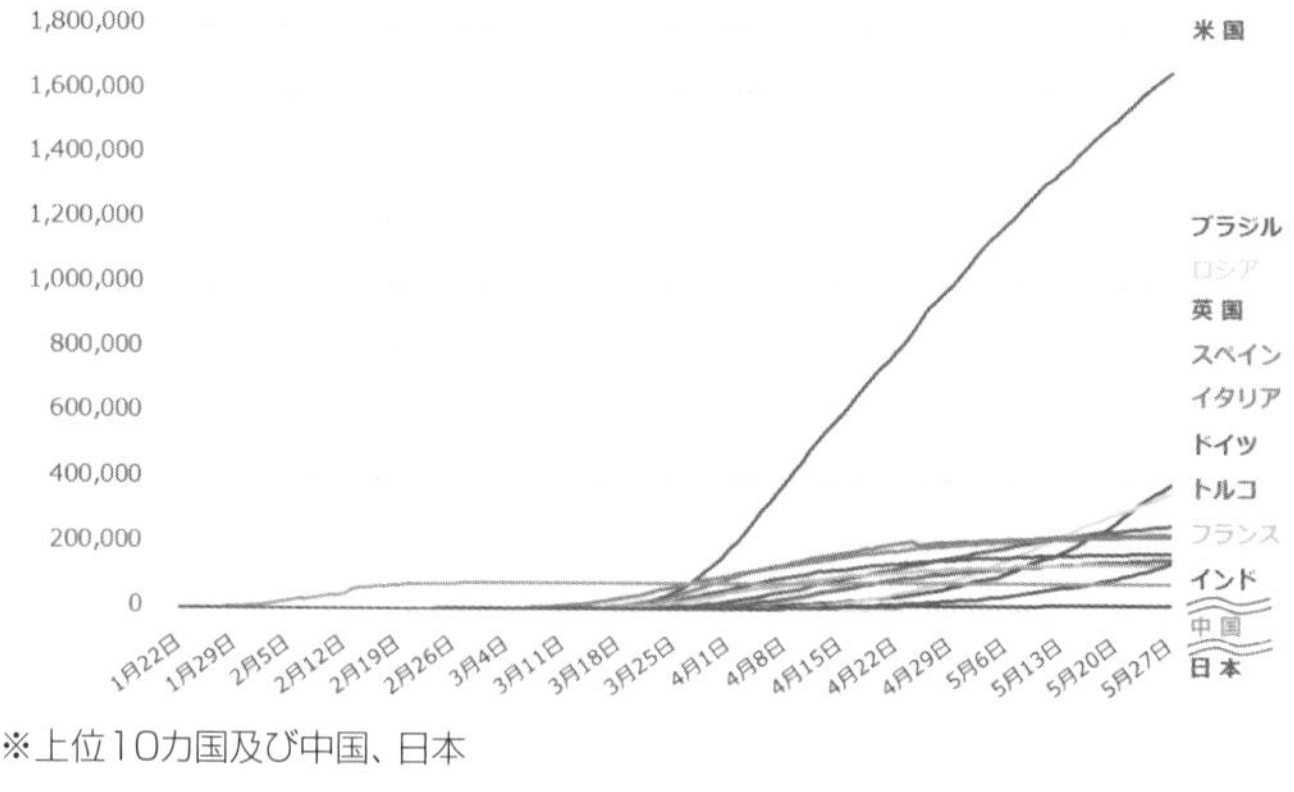

※上位10カ国及び中国、日本

す。米国における恐ろしいほどの増加ぶりが目に付きます。それに対して日本における増加率の低さも目立ちます。

日本における増加率の低さは、前項で見たようにサンプリングの特殊さと恣意性によるものであり、ある意味真っ正直に測定した米国のデータと比較するのは難しいことでしょう。

グラフ②は世界の新規感染者数の変化を表したものです。４月の初旬までは指数関数的ともいえる速度で増加しています。それ以後は欧州では減少に転じているようですが、中南米を中心に新興国での感染が拡大傾向にありますので、このまま減少するかどうかはもう少し様子を見なければわからないでしょう。

●世界の新規感染者数の変化（グラフ②）

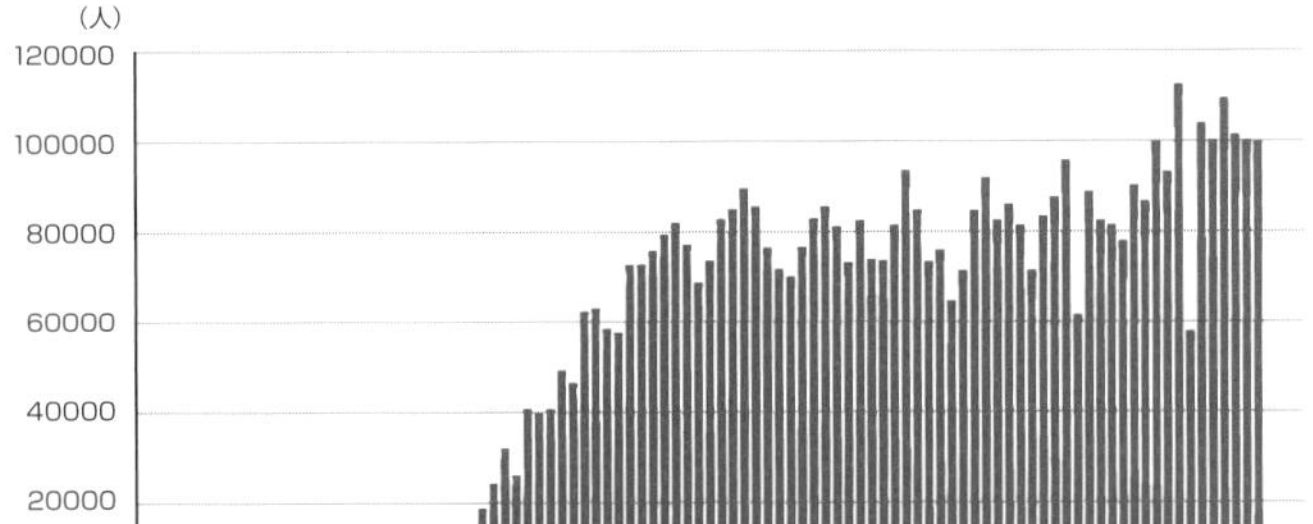

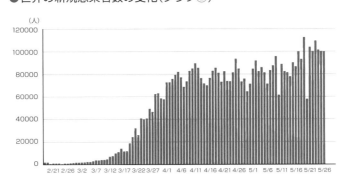

中国の推移

グラフ③は中国での新型コロナウイルスの感染者数の推移を表しています。2月中旬までは現在の米国の増加率を凌ぐ勢いで増加していきます。しかし、それを過ぎると突如横ばいに転じています。これは大都市を封鎖し、大規模病院を一週間で建てるという、社会主義国ならではの荒療治が功を奏したということなのかもしれません。

しかし、中国でできたことが、日本や他の国でできないということはありません。新型コロナウイルスとの闘いはこれからが正念場です。気を緩めることなく対策を重ねて、一日もはやく、新型コロナウイルスに脅かされることの無い日常が来るように祈りたいものです。

●中国の感染者数の推移（グラフ③）

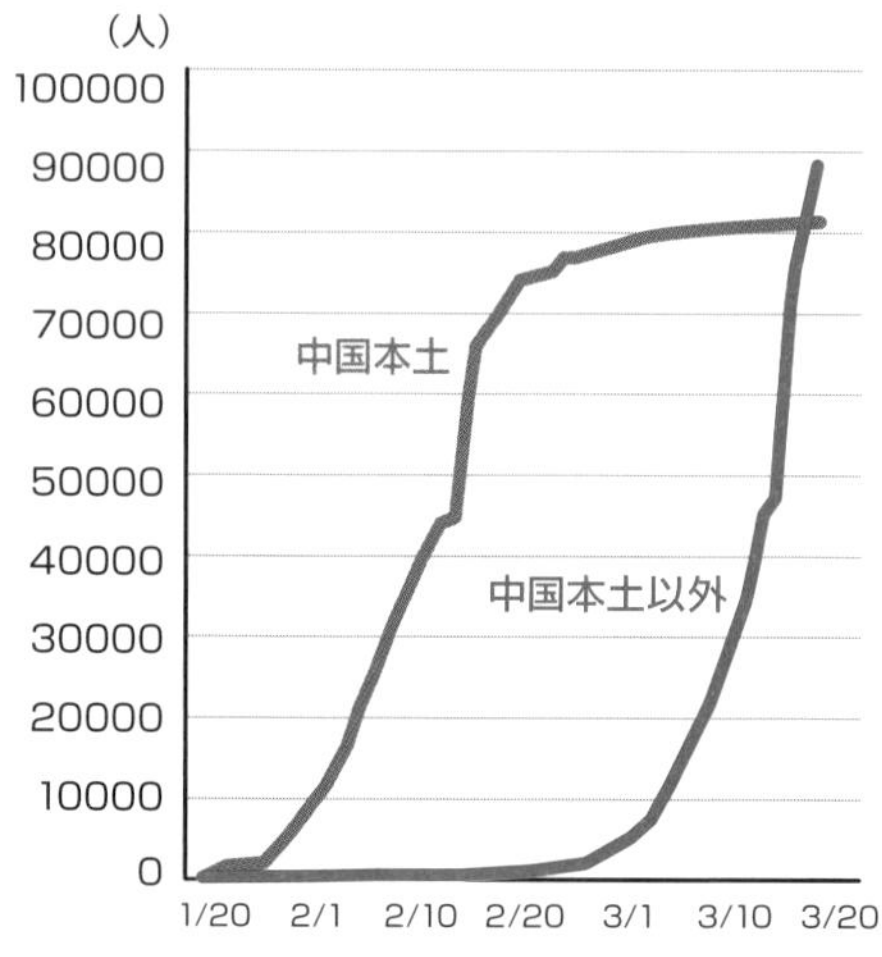

Chapter.2
新型コロナウイルスとは

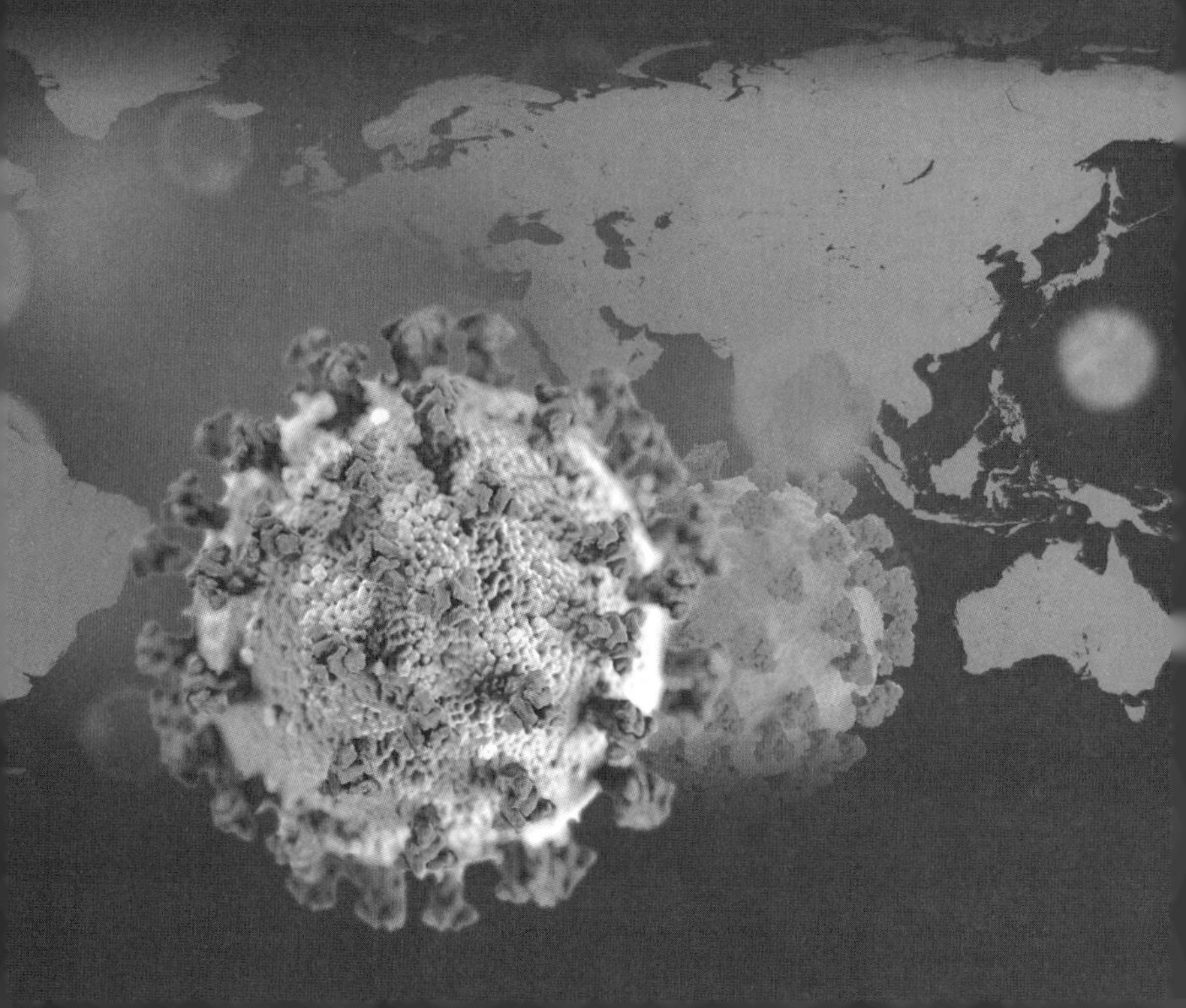

SECTION 06

新型コロナウイルスの疾病

自然界は物質からできています。物質の種類は無数と言ってよいでしょう。その物質のほんの一部が生命を持った生命体であり、残り大多数は非生命体です。ウイルスは、その中にあって特殊な位置を占め、言ってみれば生命体と非生命体の中間のような物です。しかし、ウイルスが生命体で無いことは確かなのですから、物質をあえて生命体と非生命体に峻別すれば、ウイルスが非生命体であることは仕方のないことでしょう。

ウイルスと病気

生命を持たない物質のわずか一種類に過ぎないとは言え、ウイルスの種類は膨大になります。現在わかっているだけでもその種類は約3万種と言われますが、それは「わかっている」ものです。ウイルスの種類調査などと言う研究をしている方がおられたら、推定何万種類と言われるか聞いてみたいものです。

ということで、個々のウイルスがどのようなものであるか、それが我々人類とどのような関わり合いにあるのかなどということを調べ始めたら大変なことになります。問題は、人類に害を与える、具体的には疾病の原因になるウイルスは何で、そのウイルスはどのような疾病をもたらすかということです。

ということで問題になっているのが「新型コロナウイルス」です。これが人類に何の害も利益ももたらさないのならば、誰も話題になどしません。

●ヒト細胞から放出されている新型コロナウイルス

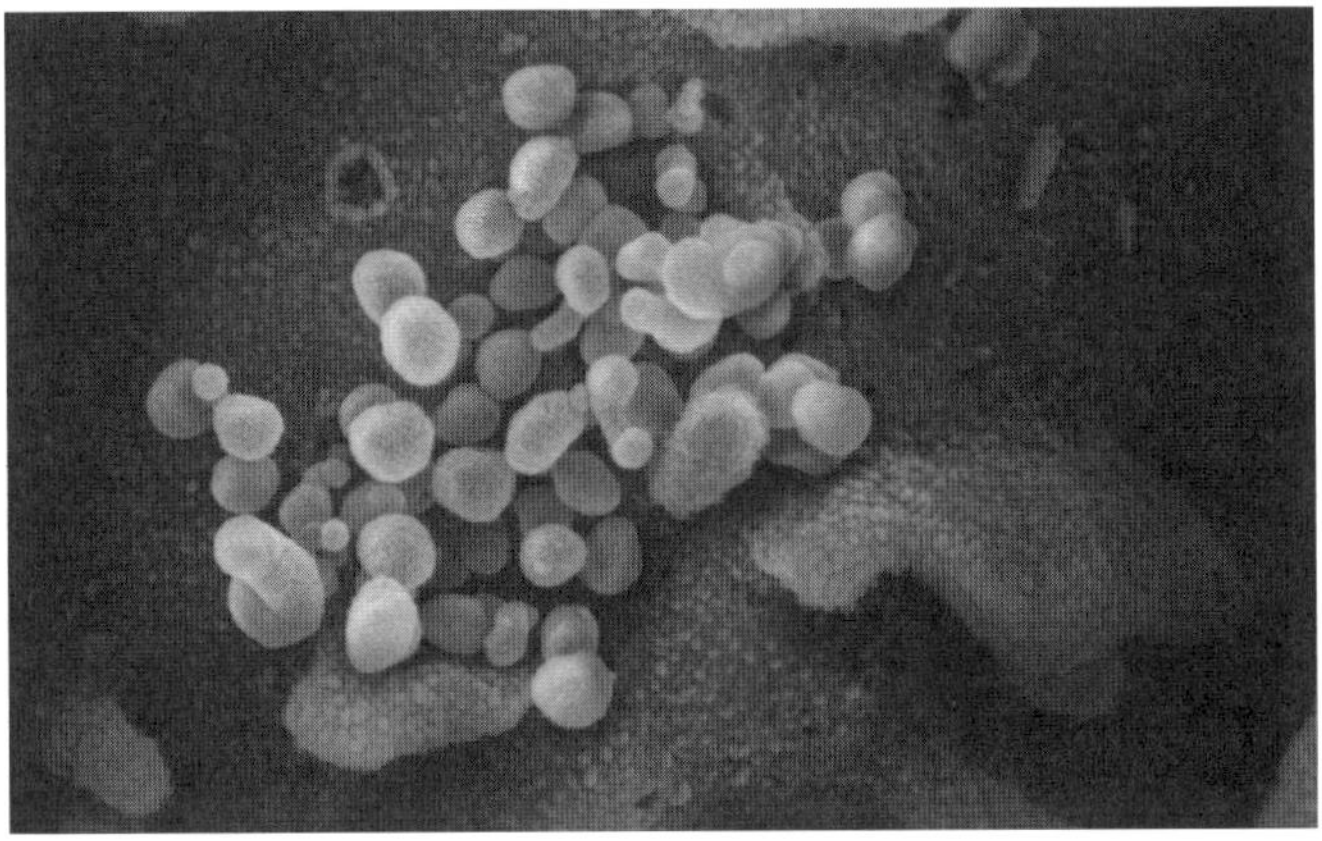

©NIAID-RML

新型コロナウイルス性肺炎

今回このウイルスに注目したのは、医療、薬学業界でした。このウイルスは人間に感染して、その人間を肺炎にすると言うのです。

「肺炎」と言うのは医学用語で「肺に異常な症状が出る病気」と言うような意味です。原因については何も言っていません。弱った肺に細菌が感染したものでも、ウイルスが感染したものでも、変な物を飲みこんで傷ついた肺に細菌、もしくはウイルスが感染したものでも、全ては肺炎です。

ですから、日本人の死因の４位は「肺炎」であるなどと言うことになるのです。解釈のしようによっては死因の第1位は「心不全」になるのではないでしょうか。全ての死は、結局は心臓が止まることによって起こるのです。

ウイルス性肺炎以外の症状

この新型コロナウイルスがもたらす疾病の症状として、味覚、嗅覚の低下が指摘されています。このウイルスに感染すると、食べ物の味がわからなくなり、物の匂いがしなくなると言うのです。これがコロナウイルス感染によるものなのか、それとも他の原因によるものなのかの医学的判定はまだ、出ていませんので明瞭に言うことはできません。

しかし、風邪を引くと味覚、嗅覚が低下することは多くの方が経験済みのことでしょう。ですから、新型コロナウイルスに感染したら味覚、嗅覚が低下すると言うことも、別に不思議なことではありません。これを症状ととらえて良いのか、更には、コロナウイルスに感染したかどうかの判定基準に加えて良いのかどうかという問題は別になります。

新型コロナウイルスに関してはまだまだわからないことだらけです。ということは、今日これからでも新しい知見、情報が出て来るかもしれないと言うことです。関係者にとっては一刻の油断もできない緊張状態が続いているのです。

SECTION 07

新型コロナウイルスの感染力

新型コロナウイルスは、そんなに怖いウイルスなのでしょうか?

新型コロナウイルスは肺炎を引き起こすウイルスなのですから、怖くないはずはありません。しかし、肺炎だったら風邪、インフルエンザに罹っても肺炎になります。

ウイルスの強さは三つの面から見ることができます。一つは感染力です。もう一つは発症力、そして発症した場合の死亡率です。

感染力の強さを表す指標に基本再生産数と言うものがあります。これは感染者1人が何人にウイルスをうつすことができるかという数値です。数値が大きいウイルスほど感染力が強いことになります。それによると強いものとして、次のものが挙げられます。

・1位　ハシカ………　12〜18

・2位　百日咳……12～17
・3位　水痘……8～10
・4位　風疹……6～7
・5位　ポリオ……5～7
　　　　天然痘……5～7

ちなみにインフルエンザは2とされています。それでは新型コロナウイルスはどれくらいかと言うと、最初の内は1・4～2・5とされていましたが、最近はもっと強くて3くらいはあるだろうと言われています。

とにかく感染力はそれほど強くなく、概ねインフルエンザウイルスと同じ程度とみて良いようです。

●インフルエンザウイルス

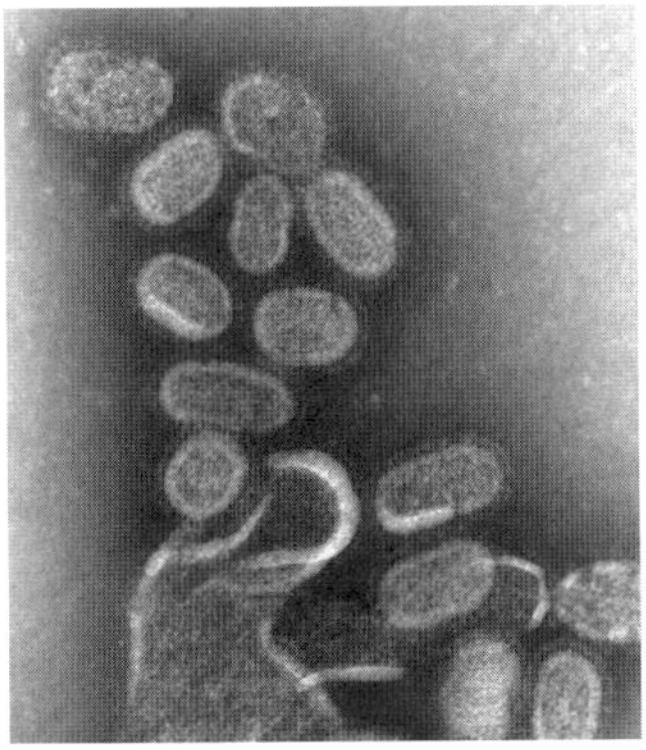

●ハシカ（麻疹）ウイルス

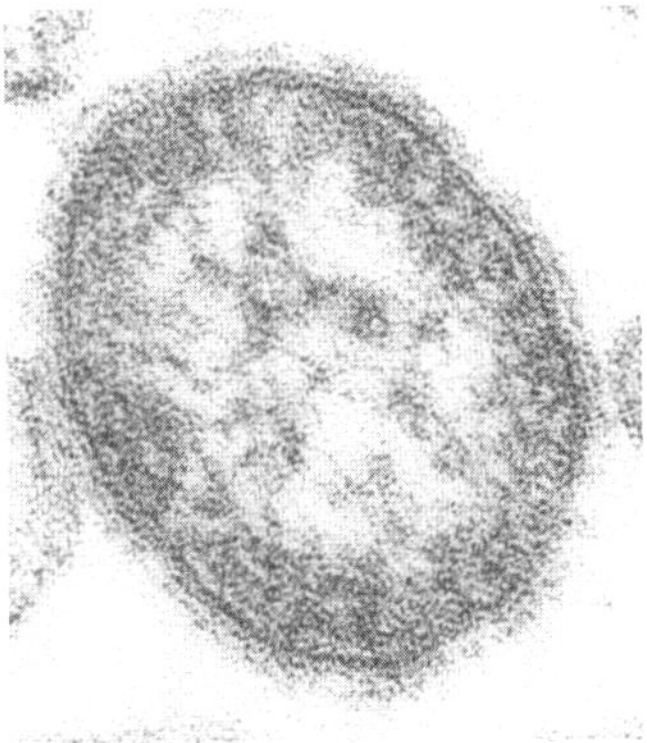

SECTION 08

新型コロナウイルスの感染形式

新型コロナウイルスの感染経路については、現状まだ詳しく知られていませんが、確かなのは人獣共通型のウイルスであり、動物に寄生していた物が人間にも寄生するようになったとのことです。

動物からの感染経路

その動物が何か、ということについては最初の内は、「コウモリ→ヘビ→人間」ではないかと言われていましたが、最近では、ヘビは疑わしく、コウモリから直接人間にうつったのではないかと言われています。

しかし、動物から人間にうつったときの方法、つまり、感染動物を食べたことによるものなのか、感染動物に噛まれたことによるものなのか、あるいは感染動物の排泄物に触れたことによるものなのかなどについては目下不明のままです。

動物から人間にうつったものだとしたら、人間から動物にうつる可能性も考えなければなりません。今後は人間からペットにウイルスがうつることは予想しておかなければならないでしょう。

ただし、うつされたペットが人間と同じように、何かの症状を起こすかどうかはまた別の話です。ウイルスに感染してもペットには何事も起こらない可能性はあります。しかしそれでも、そのペットに感染能力はあるでしょうから、ペットを介して人間の間に感染が広がり可能性はあるものと思っておかなければならないでしょう。

人間間の感染経路

新型コロナウイルスが人間から人間にうつることはいまや確実になっています。それではどのような経路でうつるのでしょう。一般に細菌やウイルスが感染する経路には「飛沫感染」「接触感染」「空気感染」があります。

・飛沫感染
ウイルスを含んだ飛沫、唾液が咳や会話、歌唱などによって飛ぶことによって感染するものです。

・接触感染
ウイルスが付着している肉体や器物に接触することによって感染するものです。器物としては洋服、ケータイ、ドアノブ、電車の握り棒、つり革など何でもです。この場合、器物に付着したウイルスがどれくらいの時間生きているか（感染力を持っているか）ですが、これは数時間から1、2日まで幅があります。一般に金属やガラスのような表面がツルツ

●感染拡大を防ぐための3つの密

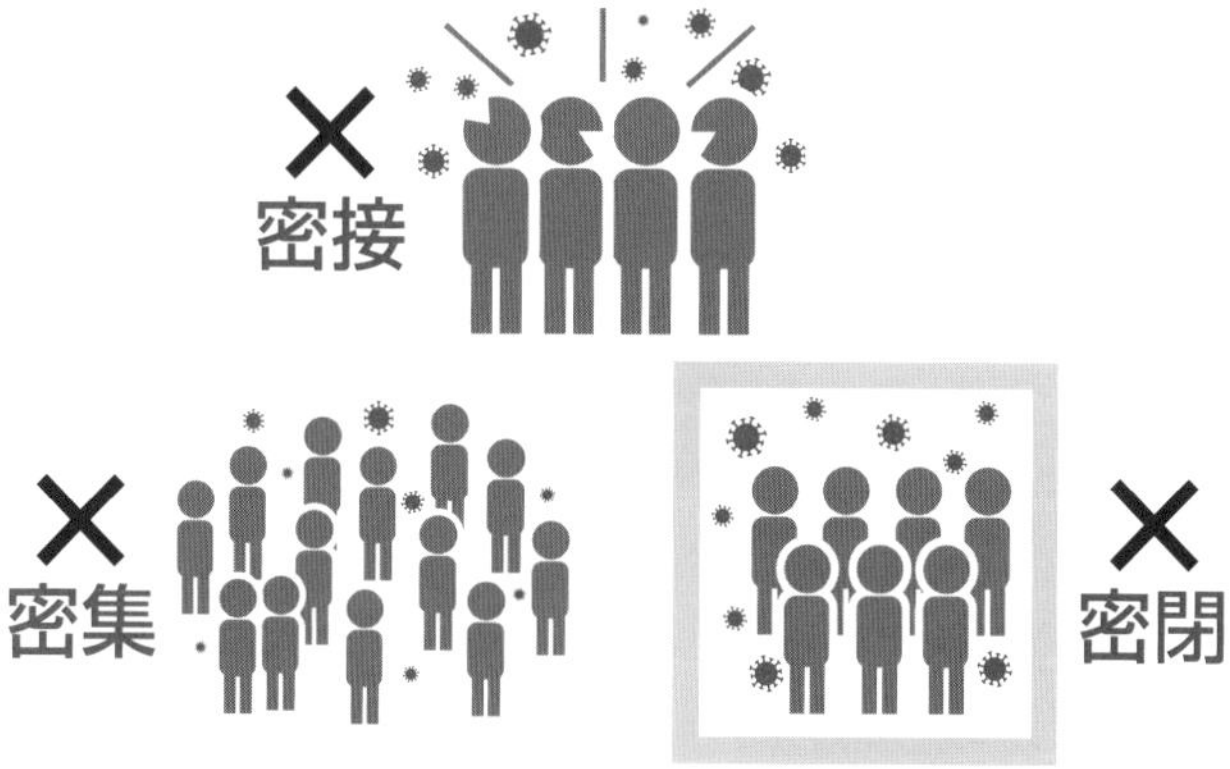

ルした物の場合に長生きすると言われます。

・**空気感染**

ウイルスが空中を浮遊し、人がそれを吸いこむことによって感染するものです。いまのところ、この可能性は少ないと言われていますが、保障の限りではありません。何時、実は空気感染もしていたと、旧説がひっくり返らないとも限りません。

・**エアロゾル感染**

新しい感染経路です。エアロゾルと言うのは飛沫より細かい水滴、つまり霧のようなものと考えれば良いでしょう。簡単に言えば飛沫感染と空気感染のあいだのようなタイプです。

SECTION 09

潜伏期間

ウイルスなどの病原体が体内に入ったからと言って、すぐに病気になる（発症する）わけではありません。発症するためには、体内に入ったウイルスが何十万倍にも増殖して、ウイルスたちの力を付けなければなりません。このために要する期間を潜伏期間と言います。潜伏期間には、数日という短いものから、数カ月に渡る長いものまでいろいろあります。

二種類の潜伏期間

一般にいう潜伏期間と言うのは病原体が体内に入ってから発症するまでの期間を言います。しかし医学的に考えると二種類の潜伏期間があります。

❶ incubation period

これは一般的な潜伏期間、つまり発症するまでの期間です。

❷ latent peirod

感染した人が、他の人にウイルスをうつすことができるようになるまでの期間です。

多くの場合、この二種の潜伏期間はほぼ同じですから問題ありません。しかし、もし後者が前者より短かったらどうなるでしょう？　まだ発症していないのに、人にうつすことは出来ると言うことです。これは非常に危険なことです。

知らないでうつし、知らないでうつされる

発症すれば感染者（＝病人）も周りの人も、この人は病気をうつすかもしれないから「危険な人だ」と思って警戒します。ところが、発症する前にうつされたのでは警戒もなにもありません。うつす本人（保菌者）だって、自分が他人に病気をうつすかもしれないなどとは思っていないのです。咳もしてないのですから、しようの無い話です。

誰にも罪はありません。

よく知られた病気では、ハシカ（麻疹）がこの例になります。先に見たようにハシカの基本再生産数が12～18と際立って大きいのはこのような事情が絡んでいるのかもしれません。新型コロナウイルスの場合にもハシカと似た現象が起きているようです。つまり、肺炎には罹かっていないのに、人にはウイルスを撒き散らしているのです。もちろん、このウイルスは肺炎患者の撒き散らすウイルスと同じウイルスですから、感染した人は肺炎になる可能性があります。

危ない場所には近づかない

うつした人は何にもないのに、うつされた人は肺炎になるのです。これでは、危ない人には近寄らないと言っても仕方が無いことになります。危ない人が居る可能性のある場所には近づかないとしか言いようがないでしょう。

人が密集するような場所に行くなと言われていますが、それはこのような状況を意味しているのです。

SECTION 10

新型コロナウイルスの発症力

細菌やウイルスが怖いのは感染すると病気になるからであり、感染しても何事もないのであれば怖くもなんにもありません。新型コロナウイルスに感染すると肺炎になると言います。

肺炎になる人、ならない人

新型コロナウイルスの場合も、感染したからと言って、感染した人全てが肺炎になるわけではありません。体力の無い人、抵抗力の弱い人、新型コロナウイルスに弱い人が罹るのです。それでは、感染した人のうち、どれくらいの割合の人が肺炎になるのでしょう?

残念ながら、新型コロナウイルスの場合、その様なデータは全くありません。第一、どれくらいの人が感染しているのかというデータが全く無いのです。ニュースでは毎回、何県が何人になったと重大なニュースのように言っていますが、あの数字には何の意味もありません。

何人の人が検査されたのか？

そもそも感染しているかどうかを調べられた被験者の人数が少な過ぎます。しかも、被験者の選び方が恣意的です。これでは、何も検査しない県では感染者が0になり、たくさんの人数を検査した県では感染者が多くなるに決まっています。医療関係者と検査技師が頑張ってたくさんの人を検査した県では感染者が多くなるに決まっています。こんな数値に何の意味があるのでしょう。

結局、発症率など計算できるわけがありません。手掛かりは現場の医療関係者の印象しかないというのが現状です。それによると、このウイルスの発症率は低いのではないかということです。感染しても発症するのは20％くらいで、残り80％の人は何の症状も出ないと言います。

しかし、15%ほどの人が肺炎を発症し、5%の人が重症になると言います。もう一度言いますが、このウイルスに関して感染の有無を検査した人の数は驚くほど少ないです。関係者の中には実際の感染者数は発表数の10倍はいるのではないかと言います。日本の場合はもっと多いのではないでしょうか?

このように、正確な感染者数は不明ですが、発症者の数は病院で押さえていますから、かなり正確でしょう。すると割合を出す母数だけが10倍になるわけです。と言うことは、割合(%)は10分の1になると言うことです。つまり、発症する人は20%の10分の1、2%程度と言うことになるのです。

SECTION 11

致死率

ある病気の致死率というのは、その病気に罹った人のうち、どれくらいの割合の方が亡くなったかという数値です。最も怖い数値と言うことが出来るでしょう。ここではウイルス性疾患に限定して見てみることにしましょう。

第1位　狂犬病

狂犬病ウイルスによって起こる狂犬病の致死率は100%です。罹ったらおしまいです。狂犬病では中枢神経が侵されます。犠牲者は興奮状態になり錯乱状態に陥ります。のどやあごが麻痺するので

●狂犬病ウイルス

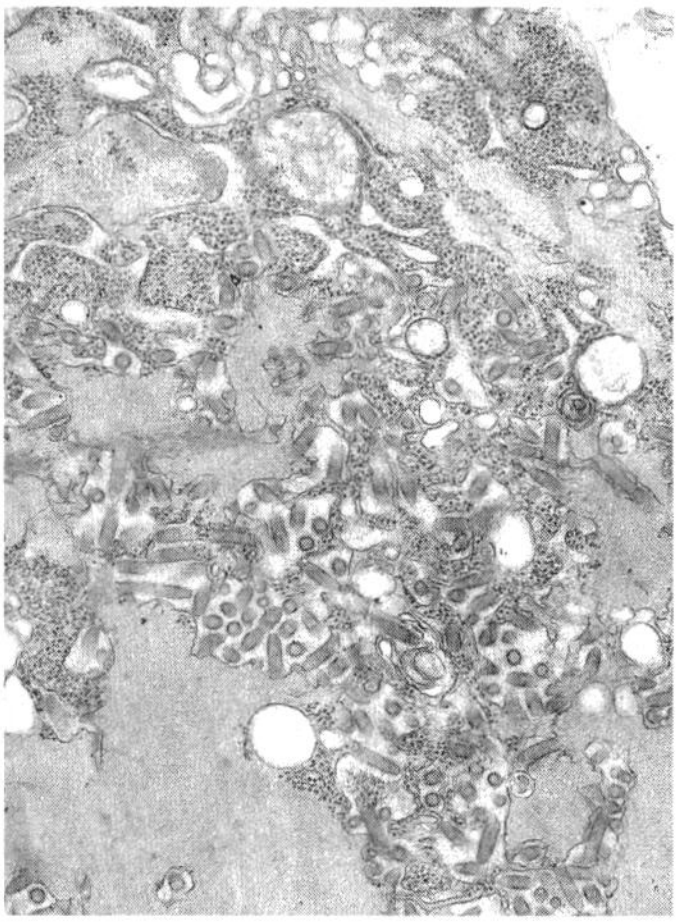

物を飲みこむことが困難になり、患者は水を飲むことさえ嫌がります。そのために狂犬病は狂水症とも言います。

幸いなことに狂犬病には優れたワクチンが開発されています。しかし、ワクチンは治療薬ではなく、予防薬です。狂犬病になってからワクチンを注射しても手遅れだと思いますが、狂犬病の潜伏期間は2～3カ月もあり、潜伏期間の間はワクチンは有効なのです。ですから、外国で狂犬病と思われる犬に襲われても諦めることはありません。病院に言ってワクチンを打ってもらえば、大抵の場合は大丈夫と言うわけです。

第2位　エボラ出血熱

エボラウイルスに感染すると血管が破壊され、粘膜の皮下出血を起こします。そこでこのウイルスで起こる病気をエボラ出血熱と言います。致死率は83％に上ります。

●エボラウイルス

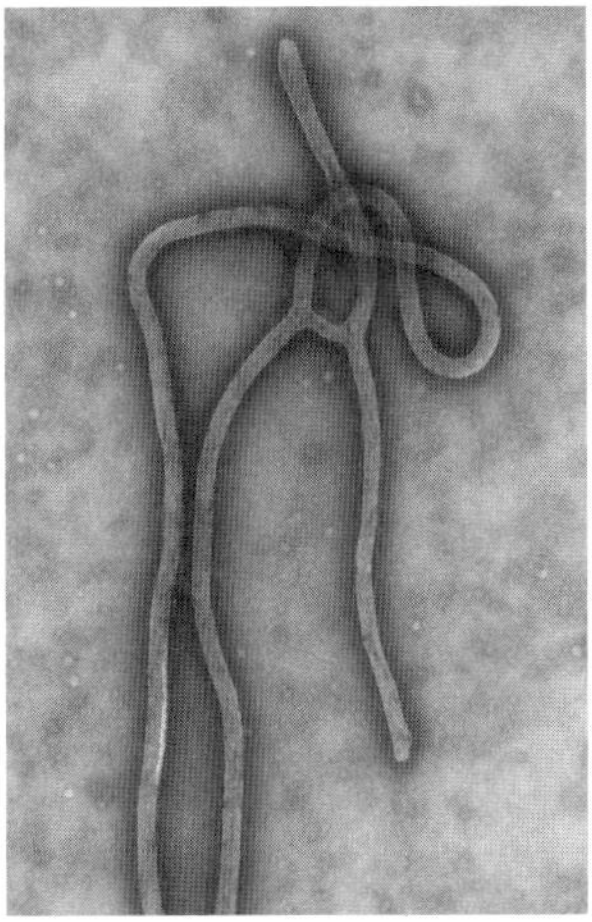

コンゴ共和国の流行では、2000人が死亡しました。これは、感染者のうち実に90％が死亡したことになります。

第3位　マールブルグ出血熱

1967年にドイツでウガンダから輸入されたサルを使って、ポリオワクチンの研究をしていた科学者たちが、激しい腹痛と大量の内出血に襲われました。これがマールブルグウイルスによる感染症の始まりでした。

それ以降、中央アフリカを主に、アフリカでたびたび流行が見られ、患者のうち80％が死亡しました。

●マールブルグウイルス

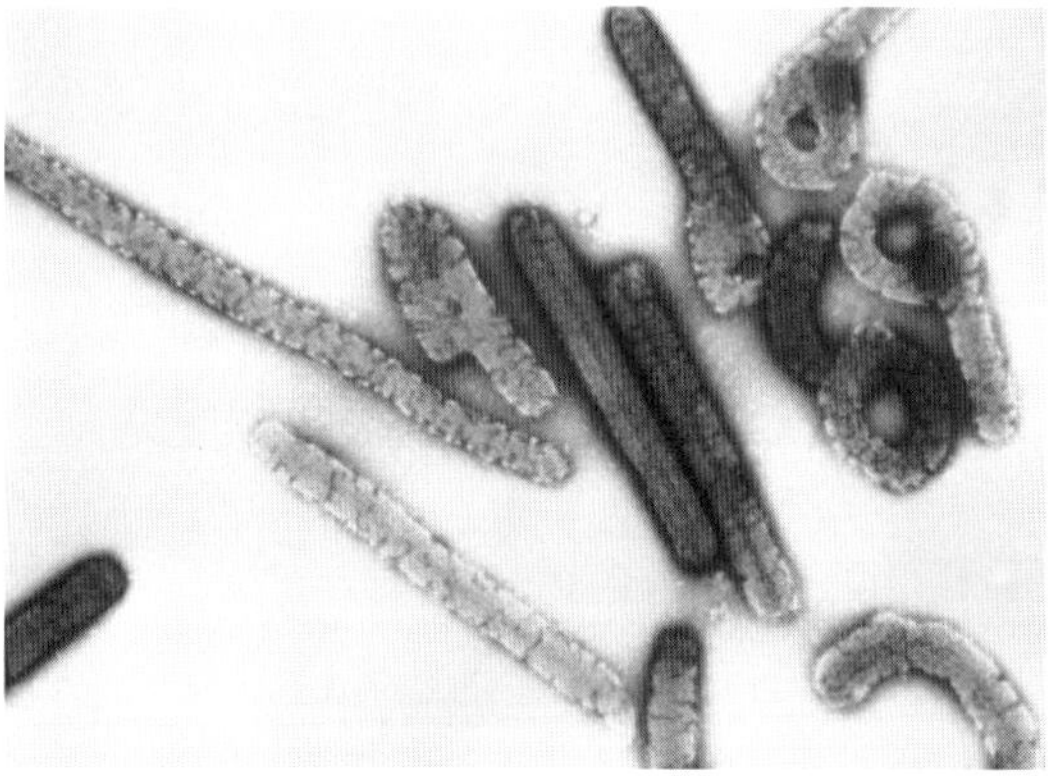

第4位　鳥インフルエンザ（H5N1）

鳥インフルエンザは昔から知られていましたが、幸運なことに、人に感染する例は少なく、人から人へ感染することもまれでした。

ところがある時を境に人にも感染するようになってしまいました。ウイルスによくある突然変異に基づくものです。

このH5N1ウイルスに感染すると、54％の人が死亡すると言います。幸いなことに、ワクチンが開発されていますから、早晩脅威も減少することでしょう。

●H5N1ウイルス

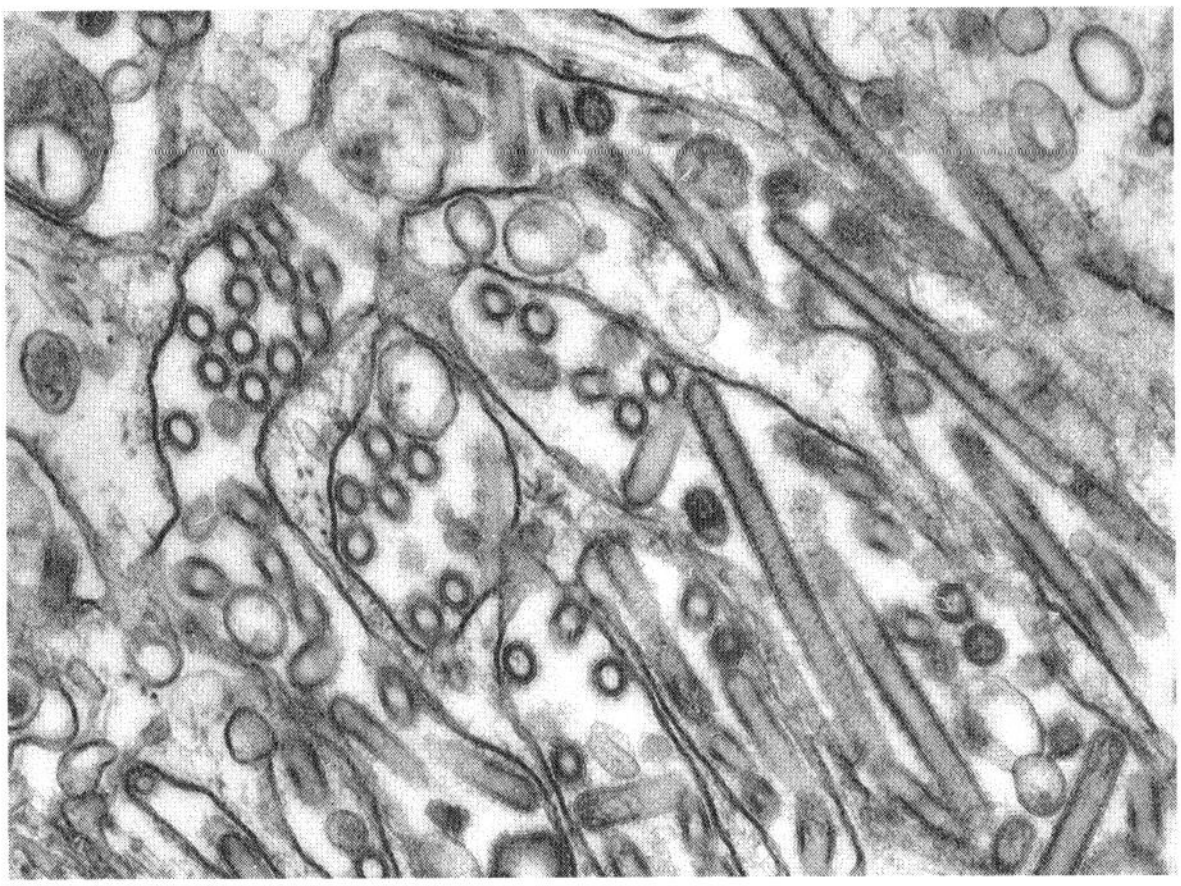

第5位　ニパウイルス感染症(NIPAH)

ニパウイルス感染症(NIPAH)の致死率は50%です。1999年に発見された新しいウイルスです。養豚農家の人々が、重篤な呼吸器障害、幻覚やけいれんを引き起こす脳炎です。

これら以外のウイルスでは天然痘(20~50%)、ポリオ(日本脳炎、20~40%)、マーズ(35%)、サーズ(10%)などの順となります。これを見ると新型コロナウイルスの致死率2%と言うのはそれほど高いとは言えないでしょう。しかしインフルエンザの0・1%に比べれば相当高いことになります。

この上位5種のウイルス+天然痘ウイルスはどれも人獣共通型のウイルスです。今回の新型コロナウイルスも人獣共通型です。このタイプのウイルスには注意しないといけないと言うことでしょう。

Chapter.3
新型コロナウイルスの疑問

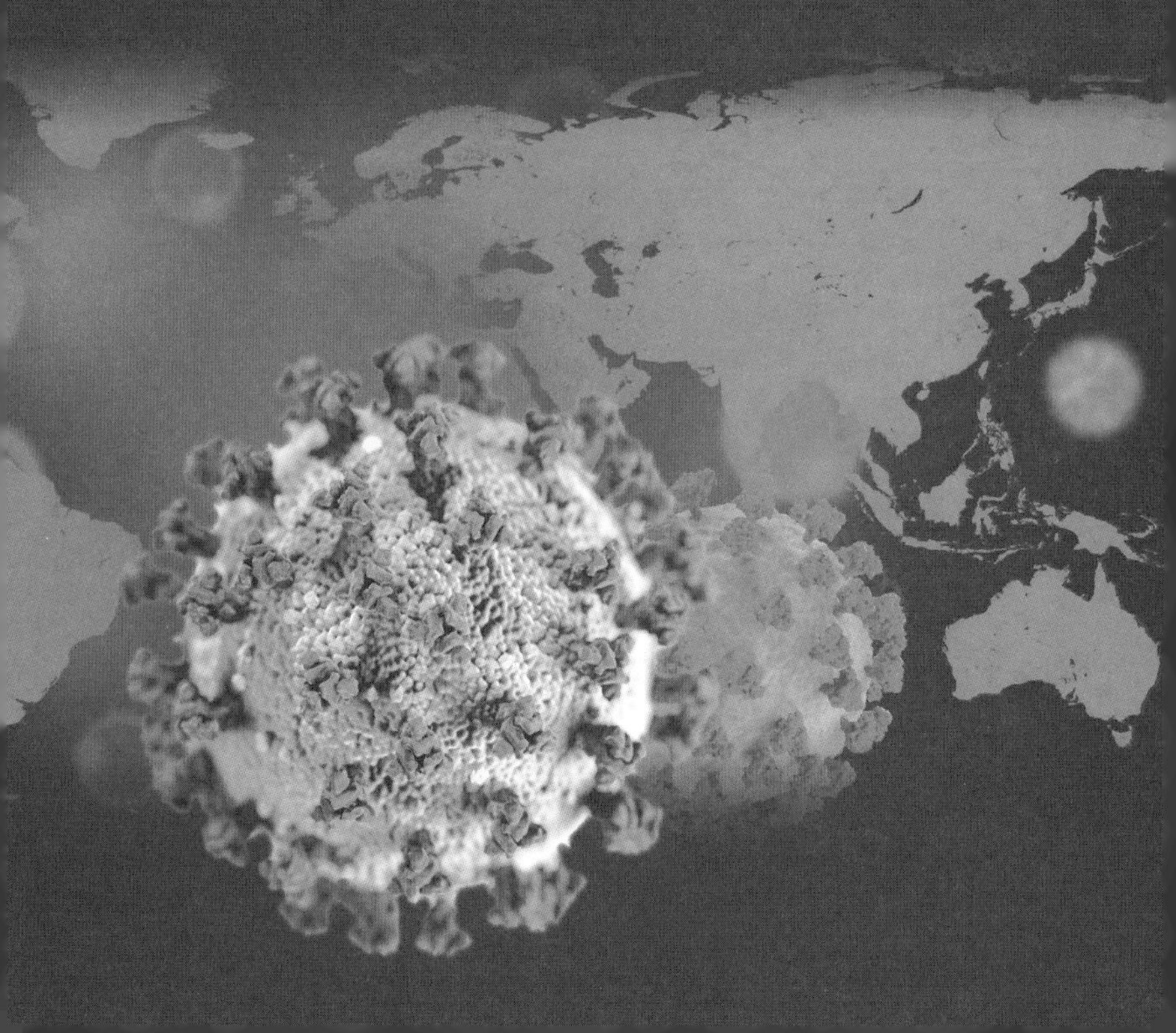

SECTION 12

新型コロナウイルスに関する疑問

新型コロナウイルスは文字通り新型で、今まで存在したことの無かったウイルスです。ですから、このウイルスの詳しいことは未だ専門家も含めて誰も知りません。そのような状態で一般の方々が不安になるのは当然で、いろいろと疑問があると思います。そのような疑問に、現在までに得られている知見を総動員してお答えします。

名前の由来

コロナウイルスは球形でその外部に突起が着いています。この様子が太陽のコロナに似ているのでコロナウイルスと名づけられました。そのうち、人に感染する「コロナウイルス」は、7種類見つかっており、その

●コロナウイルスの形状

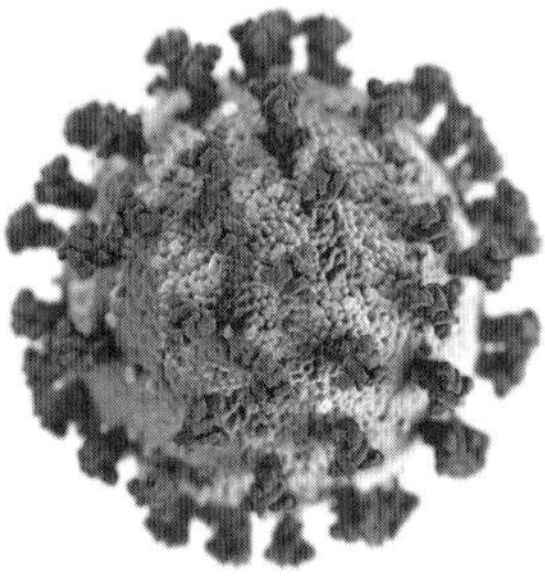

中の一つが、「新型コロナウイルス」です。

このうち、4種類のウイルスは、一般の風邪の原因の10～15%（流行期は35%）を占め、多くは軽症です。残りの2種類のウイルスは、2002年に発生したサーズや2012年以降発生しているマーズです。

コロナウイルスの発生源

コロナウイルスはあらゆる動物に感染しますが、種類の違う他の動物に感染することは稀です。近年、動物由来と考えられる2種類のコロナウイルスが発生し、ヒトに感染し流行しました。サーズとマーズです。

新型コロナウイルスが動物由来であるとの確定的な証拠は見つかっていませんが、その遺伝子配列が、コウモリ由来のサーズ（SARS 重症急性呼吸器症候群）のコロナウイルスに近いため、コウモリがこの新型コロナウイルスの起源となった可能性が高いと考えられています。

SECTION 13

感染に関する疑問

新型コロナウイルスが怖いのは感染すると病気（新型コロナウイルス肺炎）になる可能性があるからです。

感染の仕方

新型コロナウイルスの感染には飛沫感染と接触感染の2つがあります。

・飛沫感染

感染者の飛沫（くしゃみ、咳、つばなど）と一緒にウイルスが放出され、他者がそれを吸い込んで感染します。

・接触感染

ウイルスが付着した物体に接触することで感染します。特に表面のツルツルした物に付着したウイルスは長生きすると言われます。感染者に直接接触しなくても感染します。

・空気感染

新型コロナウイルスは空気感染はしないと言われます。しかし、閉鎖空間において近距離で多くの人と会話すれば、咳やくしゃみ等がなくても、非常に細かい飛沫（エアロゾル）を経由して感染を拡大させるリスクがあります。

潜伏期間

新型コロナウイルスの潜伏期間は1～12・5日（多くは5～6日）とされています。また、これまでのコロナウイルスの情報などから、未感染者については14日間にわたり健康状態を観察することが推奨されています。

新型コロナウイルスの殺菌

新型コロナウイルスは熱(70度以上で一定時間)及びアルコール(70%以上)に弱いことがわかっています。製造、流通、調理、販売、配膳等の各段階で、消毒用アルコール等による手指の消毒、咳エチケットなど、通常の食中毒予防のために行っている一般的な衛生管理が実施されていれば心配する必要はありません。

WHOからの一般的な注意として「生あるいは加熱不十分な動物の肉・肉製品の消費を避けること、それらの取り扱い・調理の際には注意すること」とされています。

SECTION 14

感染予防に関する疑問

新型コロナウイルスの感染を予防するにはどのようにしたらよいのでしょうか？

濃厚接触の防止

濃厚接触かどうかを判断する上で重要な要素は2つあり、「①距離の近さ」と「②時間の長さ」です。次の条件で一定時間以上接触があった場合に濃厚接触者と考えられます。

- **必要な感染予防策をせずに手で触れること**
- **対面で互いに手を伸ばしたら届く距離（1m程度）で15分以上の接触**

咳エチケットの奨励

咳エチケットとは、感染症を他者に感染させないために、咳・くしゃみをする際、マスクやティッシュ・ハンカチ、袖、肘の内側などで口を覆うことを言います。

マスクの有効性

マスクは、咳やくしゃみによる飛沫とそれらに含まれるウイルス等の飛散を防ぐ上で高い効果を持ちます。咳やくしゃみ等の症状のある人はマスクを着用して他の人にうつさないようにしましょう。これを咳エチケットと言います。ご自身の予防用にマ

●新型コロナウイルスの感染予防

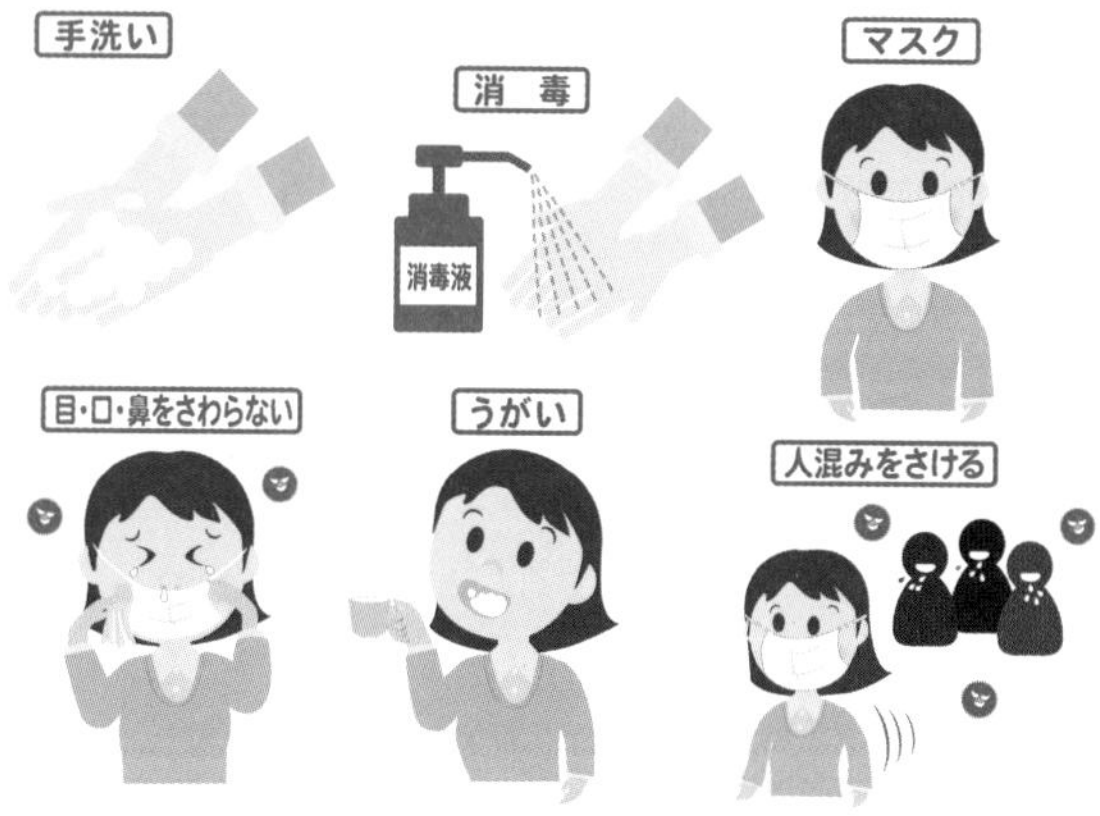

スクを着用することは、混み合った場所、特に屋内や乗り物など換気が不十分な場所では一つの感染予防策と考えられますが、屋外などでは、相当混み合っていない限り、マスクを着用することによる予防効果はあまり認められていません。

感染源

新型コロナウイルスの感染源はいろいろ考えられます。

・無症感染者

新型コロナウイルスは、症状が出ていなくても、ウイルスを持っていれば、他の人にうつす可能性があると言われます。

・ペット

新型コロナウイルスは人獣共通型です。海外ではペットに感染した例が報告されています。また、今回の騒ぎの発端はコウモリから人間に広がったと言われますので、ペットから感染しても不思議ではないでしょう。

・感染者の糞便

未だはっきりしていませんが、可能性はあります。感染症の患者、濃厚接触者が使用し、急性下痢症状などでトイレが汚れた場合には、家庭用漂白剤またはアルコールによる清拭をするべきでしょう。

・手紙や荷物

現在のところ、汚染地域から積み出された物品との接触で感染したとの報告はありません。ＷＨＯも、一般的にコロナウイルスは、手紙や荷物のような物で長時間生き残ることができないとしています。

・食品

食品によって感染したとの報告はありません。ただ、食品や食事の配膳等を行う場合は、不特定多数の人と接する可能性があるため、接触感染に注意する必要があります。

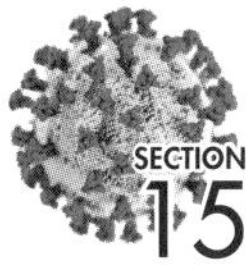

SECTION 15

家族が感染した場合の疑問

家族に感染が疑われる場合、次の8点に注意することが必要です。

❶部屋を分ける

個室にします。食事や寝るときも別室とします。部屋を分けられない場合には、少なくとも2m以上の距離を保ったり、仕切りやカーテンなどを設置すると良いでしょう。寝るときは頭の位置を互い違いになるようにすると効果的です。

❷介護は限られた人だけ

心臓、肺、腎臓に持病のある方、糖尿病、免疫の低下した妊婦の方などが、感染が疑われる家族のお世話をするのは避けましょう。

❸ マスク

使用したマスクは他の部屋に持ち出さないようにします。マスクの表面には触れないようにし、マスクを外す際には、ゴムやひもをつまんで外します。マスクを外した後は必ず石鹸やアルコールで手を洗いましょう。

❹ 手洗い

こまめに石鹸で手を洗うか、あるいはアルコール消毒をしましょう。

❺ 換気

部屋は定期的に換気し、共有スペースや他の部屋も窓を開けましょう。

❻ 消毒

物に付着したウイルスはしばらく生存します。ドアの取っ手やノブ、ベッド柵など共有部分は、薄めた市販の家庭用塩素系漂白剤で拭いた後、水拭きをしましょう。

トイレや洗面所は、通常の家庭用洗剤ですすぎ、家庭用消毒剤でこまめに消毒します。タオル、衣類、食器、箸・スプーンなどは、通常の洗濯や洗浄でかまいません。感染が疑われる家族の使用したものを分けて洗う必要はありません。

洗浄前のものを共有しないようにしましょう。特にタオルは、トイレ、洗面所、キッチンなどで共有しないように注意が必要です。

❼洗濯

体液で汚れた衣服、リネンを取り扱う際は、手袋とマスクをつけ、一般的な家庭用洗剤で洗濯し完全に乾かします。

❽ゴミは密閉して捨てる

鼻をかんだティッシュはすぐにビニール袋に入れ、室外に出すときは密閉して捨てます。その後は直ちに手を石鹸で洗いましょう。

SECTION 16

治療に関する疑問

万一、罹患した場合にはどのようにすればよいのでしょうか？

治癒の判断

新型コロナウイルス感染症で治療を受けた場合、発熱や咳等の呼吸器症状が消失し、鼻腔や気管などからウイルスを検出できなくなった状況を「治癒した」と判断しています。

目下のところ、新型コロナウイルスの特効薬は無いとされています。しかし、病気は薬が無くても治ります。個人の持っている抵抗力や免疫力がウイルスを撃退するのです。普段から健康な生活を送って体力を養っておくことが大切です。

重症化の危険性

新型コロナウイルスに特に重症化の傾向が見えるわけではありません。国内の症例では、発熱や呼吸器症状が1週間前後持続することが多く、強いだるさを訴える方が多いようです。しかし、高齢者や基礎疾患（糖尿病、心不全、呼吸器疾患など）を有する方では、重症化することもあります。

重篤化した場合は、人工呼吸器など集中治療が必要で、インフルエンザよりも入院期間が長くなる場合があると言われています。

国内での発生事例では、ＰＣＲ検査が陽性の方で症状のあった９１６５人のうち、重症である方は約３・３％となっています（5月7日現在）。

なお、中国で新型コロナウイルス感染症と診断された約４４０００人のデータによると、息苦しさなどを感じない軽症例が80％以上と多くを占めており、呼吸困難が生じる重症や呼吸不全に至る重篤例は20％未満に過ぎないと報告されています。

妊娠中の感染

一般的に、妊娠中に肺炎を起こした場合、妊娠していない時に比べて重症化する可能性があります。そのため、息苦しさ（呼吸困難）、強いだるさ（倦怠感）、高熱等の強い症状のいずれかがある場合や重症化しやすい方で、発熱や咳などの比較的軽い風邪の症状がある場合には、最寄りの保健所などに設置されている「帰国者・接触者相談センター」に問い合わせると良いでしょう。また、胎児への影響についてはまだ不明です。

発症した場合の対処

熱や咳が出てコロナ感染が疑われる場合には、仕事や学校を休み、外出やイベントなどへの参加は控えるべきです。咳が出る方は、咳エチケットを行いましょう。発熱などのかぜ症状は、現時点では新型コロナウイルス感染症以外の病気による場合が多い状況です。風邪やインフルエンザ等の心配があるときには、これまでと同様に、かかりつけ医等に相談すると良いでしょう。

新型コロナウイルスへの感染の心配に限っては、最寄りの保健所などに設置される「帰国者・接触者相談センター」問い合わせることになっています。特に、次の条件に当てはまる場合には、相談すると良いでしょう。

- 高熱等の強い症状がある場合（解熱剤を飲み続けなければならないときを含む）
- 強いだるさ（倦怠感）や息苦しさ（呼吸困難）がある場合、高齢者をはじめ、基礎疾患（糖尿病、心不全、呼吸器疾患、慢性閉塞性肺疾患など）がある方や透析を受けている方、免疫抑制剤や抗がん剤などを用いている方
- 発熱や咳など比較的軽い風邪の症状が続く場合（症状が４日以上続く場合）

症状には個人差がありますので、強い症状と思う場合にはすぐに相談しましょう。

Chapter.4
ウイルスの感染予防

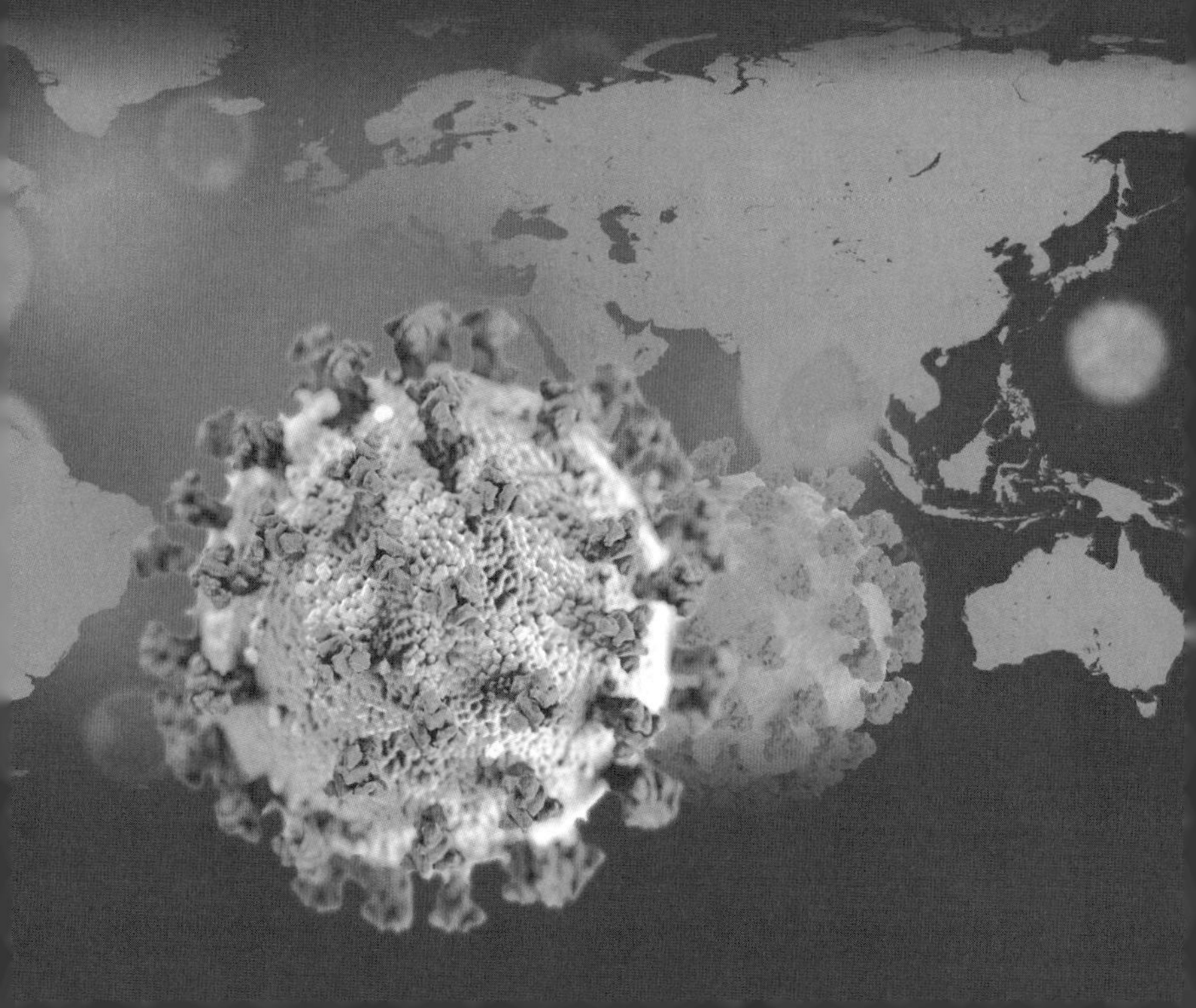

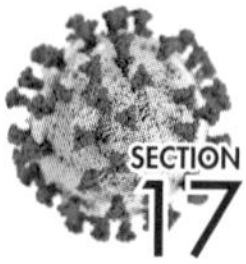

SECTION 17

マスクの有効性

ウイルス性疾患はウイルスに感染することから始まります。ウイルス性疾患に対する一番の対策はウイルスに感染しないようにすることです。そのためにはどのような具体策があるのでしょうか?

マスク

現在、外を歩くと、ほとんど全ての人がマスクをしています。白、黒、灰色、模様付などカラフルです。一口にマスクと言ってもマスクにはいろいろの種類があります。大きく分けると3種類になります。

・家庭用マスク

風邪や花粉症対策として、薬局やスーパーなどで普通に売られているマスクです。不織布やガーゼを折りたたんだ物などです。

・医療用マスク

医療関係の方が用いるマスクで感染防止が重要視されています。「外科手術用」という意味から「サージカルマスク」とも呼ばれます。意外かもしれませんが、基本的に、医者の口から出る唾液や雑菌が患者の手術箇所に付着することを防ぐ目的で作られています。逆に、重症の感染症患者から医療関係者を守るための高性能フィルターを使用したマスクもあります。

●サージカルマスク

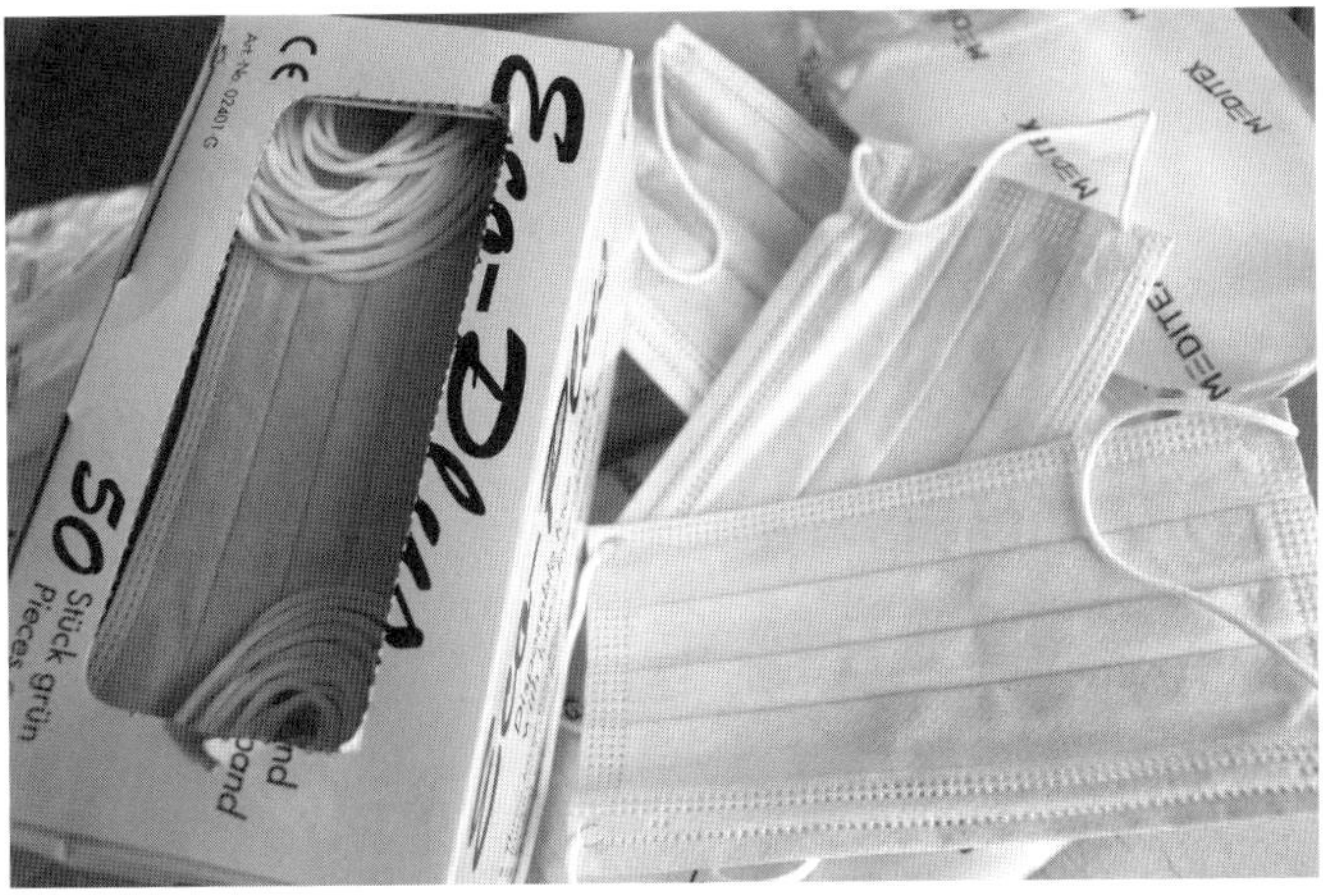

マスクの性能はBFE（バクテリア濾過効率）、PFE（0・1㎛以上の粒子捕集効率）で計られますが、医療用マスクは共に95％以上の物が用いられます。しかしこれらは息苦しく、慣れないと長時間付けているのは困難と言います

・**産業用マスク**

工事現場などでの作業時に、防塵用として使用されるマスクです。「工事用マスク」、または「防塵マスク」とも呼ばれます。粉塵の量や種類によっていろいろの物が用いられます。特に最近の石綿（アスベスト）公害を防ぐために用いられます。

マスクはウイルスを防ぐか？

マスクをしていると、外界の汚れた空気とは一線を画したような気になるかもしれませんが、残念ながらそれは勘違いです。マスクにそのような力は無いようです。それは、最近のWHO（世界保健機構）の声明にも見る通りです。

マスクの効果は他人からウイルスをうつされるのを予防するより、自分の持ってい

るウイルスを他人にうつさないためのものと言われています。

風邪をひいて咳をしている人は、咳とともに唾を飛ばし、その唾にはタップリとウイルスが入っているでしょう。ですから、他の人にこの様な汚い唾を浴びせないためにマスクを着けると言う意味では有効でしょう。

しかし一旦、吐き飛ばされた唾は細かい埃となって空気中を漂います。この様な微粒子、ましてやウイルスをマスクで濾過して除くのは無理な注文と言う物です。

ウイルスの大きさは数十㎚（ナノメートル、1㎚は1㎜の1億分の1）から数百㎚であり、他の一般的な生物の細胞の数十㎛（マイクロメートル、1㎛は1㎜の千分の1）の100～1000分の1程度の大きさです。コロナウイルスは直径0・1㎛です。とてもではないですがマスクの網の目でとらえるのは困難です。

SECTION 18

手洗いの有効性

テレビは新型コロナウイルスのニュースではちきれんばかりです。それを見ると、このウイルスの予防策として強調されているのが手洗いです。手洗いが有効とはどういうことでしょうか?

接触感染

手洗いが有効だと言うのは、先に見たように、新型コロナウイルスの感染法として特に注目されるのが接触感染だからです。接触感染と言うのは、物体、特に階段の手すりや電車の握り棒など、表面のツルツルした物体に着いて「長生き」したウイルスが手などに着くことです。

その手で、口を拭ったり、花粉症でショボショボした眼をこすったりしたら、その粘膜を介してウイルスが待ってましたとばかりに侵入します。このような感染を防ぐためには、外界で物体に触れる可能性の最も高い〝手〟に着いたウイルスを洗い流さなければならないということなのです。それが手洗いの目的です。

手洗いの方法

専門家によれば、「手の指」、「手の平」、「そこにあるシワ」、「手の甲」、「手首」それらを注意して丹念に30秒以上かけて洗わなければ充分な効果は得られないと言います。

正直言って、これは生易しいことではありません。覚悟を決めて、他人の眼など気にしないで、ひたすら手を洗い続ける求道的な精神を必要とします。

ちなみに、手の消毒に使うエタノールは70％以上の濃度が無いと効果は期待できないと言います。ウイスキー（45％）はもちろん、焼酎（25％）も不十分です。

SECTION 19

外出時の注意事項

ウイルスに感染しないためには、外部から遮断された我が家に閉じ籠っているのが一番良いのでしょうが、そうも行かない場合があります。

人ごみに行かない

やむを得ず外出する場合に注意することは以下のことでしょう。

・無用な外出は避ける

言うまでもないことです。君子は危うきを避けます。

・人ごみは避ける

これも当然です。混雑した電車、バスは避けたいです。どうしても利用しなければならないときには、次のことを注意しましょう。

・咳をする人から遠ざかる
・つり革や握り棒には、危険が無い限り触れない
・もし、触れたら、帰宅して十分に手洗いをする
・多人数での会食、カラオケ、コンサートなど多人数で唾を飛ばし合う会場は避ける

無用な物に触れない

外出すると、無意識にいろいろの物に触ります。これは避けた方が良いでしょう。

・つり革、握り棒
物体に着いていたウイルスが手などに着いてしまいます。

・ケータイ
自分のケータイでも外に出たら浮遊ウイルスが付着する可能性があります。帰宅したら、手洗いの他に、ケータイの消毒も忘れずにする。

・お金

金銭のやり取りはウイルスのやり取りと同じです。そのために硬貨は殺菌作用のある銅を用いていると言いますが、効果には限度があります。スマホを使った電子決済を活用しましょう。

・商品

購入した商品は持ち帰りますが、包装紙は棄て、内部商品は汚染された可能性がある場合には十分な洗浄、消毒が必要でしょう。ただしウイルスは熱に弱いので、加熱調理をする食材は大丈夫でしょう。しかし、その食品に付着したウイルスが加熱前に他の食品を汚染する可能性には留意しなければなりません。

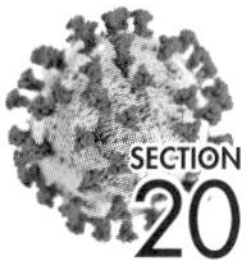

SECTION 20

政府推奨の対策

２０１９年2月25日、政府は広がりつつある新型コロナウイルスの感染被害を速く食い止めるために「新型コロナウイルス感染症対策の基本方針」を発表しました。

それによれば、感染拡大のリスクが高いのは、対面で距離が近い接触が、多くの人との間で、一定時間以上続くこととしています。つまり、その様なことを避ければ感染のリスクは小さくなると言うのです。そして今後の目標、政府方針として次のこととしています。

- 感染の拡大のスピードを抑制することは可能である。
- 今後、急速拡大に進むか、収束するかの瀬戸際である。
- これからの対策の最大の目標は、感染拡大のスピードを抑制し、可能な限り重症者の発生と死亡数を減らすことである。

ただし、この時点での検査体制は少々心細く、PCR検査は、限られたPCR検査の資源を、重症化のおそれがある方の検査のために集中させる必要があると言うことで、感染が心配と言うだけでは検査はしてもらえません。これでは実際には感染している人が、本人も知らないまま外出し、ウイルスをまき散らす可能性があります。

厚労省の発表では検査のキャパシティーは官民併せて1日約1800件の検査能力を確保しており、実施件数についても、徐々に増加しており、多い日は一日9000件を超える検査を実施しているといいます(5月4日時点の情報)。

しかし、PCR検査の人口10万人当たりの実施件数は、諸外国と比較して少ない状況にあり、実施件数を増やしていくことが今後の課題であります。

なお、地方自治体には、教育機関、企業などの皆様も、集会や行事の開催方法の変更、移動方法の分散、オンライン会議など、できる限りの工夫を講じて協力が必要ということです。全国の大学や小中高校と幼稚園などにも、休校措置や分散登校などがとられました。政府の積極的で総合的な施策が待たれます。

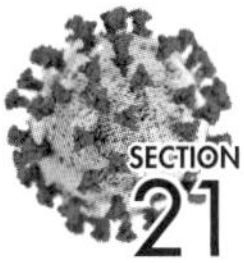

SECTION 21

巷の予防法

新型コロナウイルスは「怖いウイルス」だと言う大まかな情報が一人歩きし、正確な情報がなかなか追いついてくれません。と言うことで、その怖いウイルスをどうやって防御すれば良いかという、怪しげな情報が横行することになります。うっかり信用してのめり込むと問題が起こります。街に流れていると言う都市伝説とも迷信とも言えるような噂を見てみましょう。

❶ビタミンCで予防できる

ビタミンを飲んで健康になれば病気にも罹りにくくはなるでしょうが、事更に新型コロナウイルスと結びつけるのは苦しいようです。

❷ボール1杯のニンニクを茹でたお湯を飲む

濃度がわからないのが残念ですが、ニンニクも滋養強壮に良いですから、病気に罹りにくくはなるでしょうが…以下同上。

❸大麻で予防、治療ができる

違法行為を奨めているようで、困った噂です。決して引っかからないように。

❹ごま油を鼻の穴に塗ると予防できる

物は試しですから、やって見るのも良いでしょうが、疫学的根拠はありません。

❺温水を飲むと予防できる

ウイルスは熱に弱いと言うことからの類推でしょうが、全く根拠はありません。

❻ステロイドが効く

新型コロナ肺炎の治療薬は、目下専門家がいろいろ試験中です。しかしステロイドと言う話は出てこないようです。ステロイドは副作用がありますから、素人判断は控えた方が無難でしょう。

❼酢酸を散布すると予防になる

酢酸は酸ですから、予防の効果はあるでしょうが、効果がある程度に散布したら、臭くてその部屋にはいられなくなるでしょう。

❽お酒を飲むと予防になる

私が毎日行っている予防法です。おかげさまでまだ新型コロナ肺炎に罹っていませんが、それがお酒のせいだと言う自信は私にはありません。

❾花崗岩が予防になる

どういう連想だろうと思って調べて見たら、放射線の事を言っているようです。花崗岩の中には微量のウランやラジウムが混じっていることがあり、それらが発する放射線がウイルスを攻撃するのだそうです。ウイルスが死に絶える（破壊され尽くす）ほどの放射線強度の部屋にいたら、放射線障害で大変なことになるでしょう。

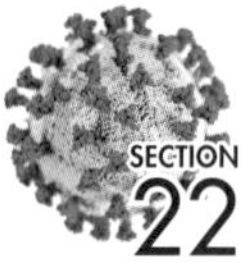

SECTION 22

ウイルスの決定的撃退法

新型コロナウイルスは「新型」だけにその性質は未だよくわかっていません。当然、その予防策、感染、発症した場合の治療法も確定してはいません。全ては手探り状態です。このような状態ですから、先でみたような、危なっかしい予防策が噂されることになります。何か有効な予防策、できたら撃退策は無いのでしょうか?

ウイルスは宿主の細胞内で増殖しますが、体外に排出されると早晩感染力が消える(死滅する)とされています。しかし、ウイルスの生存率にはいろいろの条件が影響します。

ウイルスは金属表面のようなツルツルした面では長生きし、衣服などのようなザラっとした面では速く死滅すると言われています。しかし、それ以上に影響が大きいと言われているのが温度と湿度です。

実験装置にインフルエンザウイルスを浮遊させ、温度や湿度を変えてウイルスの生存率の変化を調べた研究がありますが、それによると温度と湿度が影響します。

冬から春の条件

【温度7～8℃の低温の場合】
- 湿度20～25%の場合、6時間後生存率は63%
- 湿度を49～51%に上げると生存率は42%に低下
- 湿度81～82%では35%に低下

【温度を20・5～24℃の室温の場合】
- 湿度20～25%の場合、6時間後生存率は66%
- 湿度を49～51%に上げると生存率は3～5%に低下

このことから、ウイルスにとっては低温で乾燥した条件が都合が良いことがわかります。

夏の条件

【夏の温度の32℃に上げた場合】

・湿度が49〜51％以上での6時間後のウイルス生存率はほぼ0％という結果

日本の夏は温度30℃以上、湿度60〜70％はザラです。はたして新型コロナウイルスは日本の夏の、この過酷な自然条件に耐えることは出来るのでしょうか？　こんな所に二度と来るか、とばかりに退散してくれるのではないでしょうか？

Chapter.5
ウイルスの形状と構造

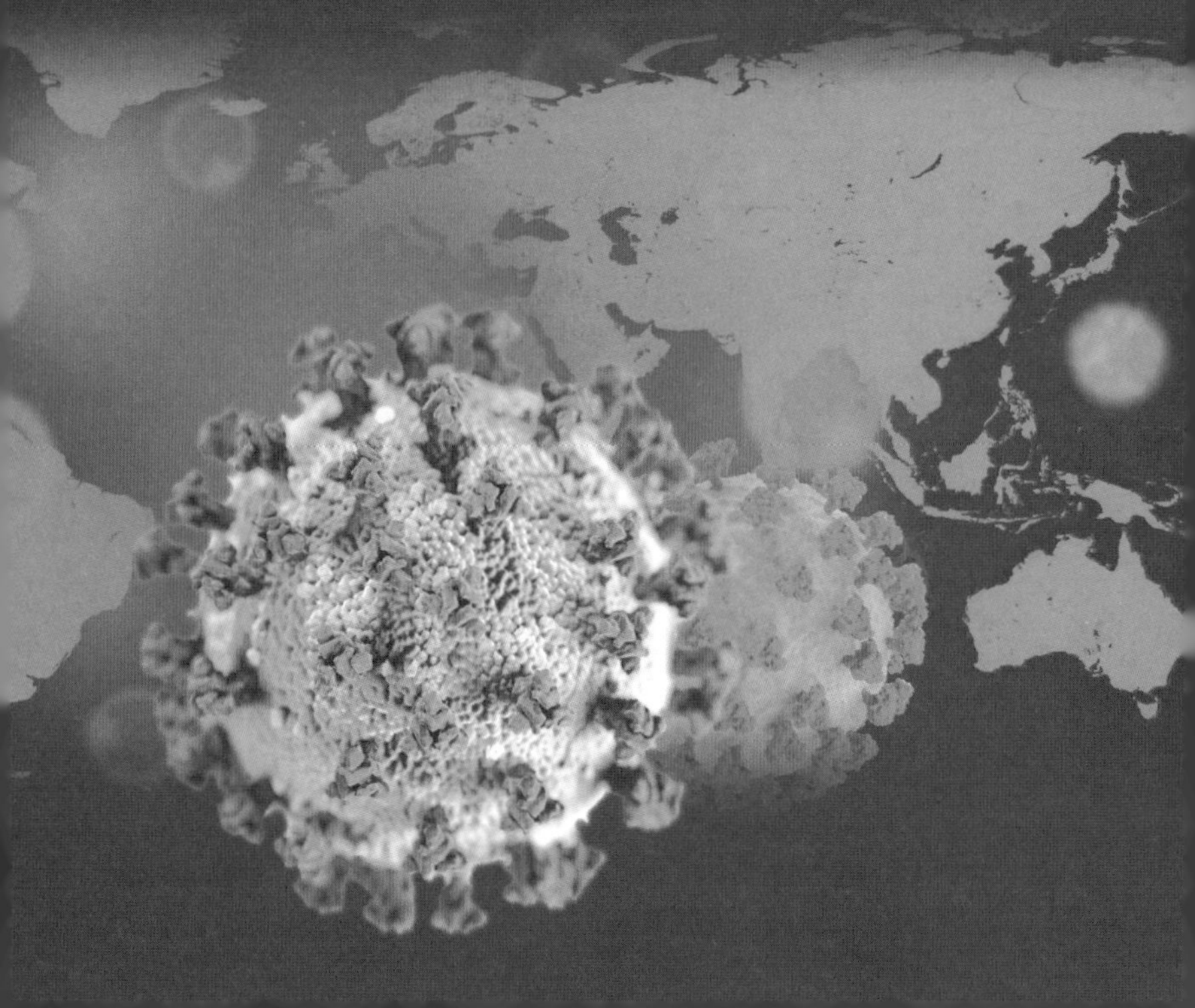

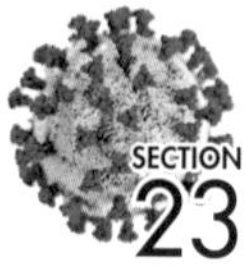

SECTION 23

バイキン

バイキンは嫌なものです。バイキンに罹ると病気になりますし、食物にバイキンが着くと腐ってしまいます。その食物を知らないで食べると食中毒になり、悪くすると命を落とします。傷口にバイキンが着けば膿んでしまい、これも悪くすると命を落とします。バイキンのこのような働きを一般に腐敗と言います。

しかし、その一方でバイキンはアルコール発酵を起こしてお酒を作り、乳酸発酵によって漬物やヨーグルトを作ります。納豆だってバイキンの働きです。この様な働き一般に発酵と言います。

ウイルスも同じように私たちの体に侵入して病気を起こし、時には命を奪います。しかし、ウイルスは食品を腐敗させることはありません。また、発酵させることもありません。バイキンとウイルスは何が違うのでしょうか？　ウイルスを見る前に、バイキンの事を見ておきましょう。

生命体

物質は生命を持つ生命体と、生命を持たないただの物質に分けることができます。植物や動物は生命体であり、バイキンも生命体です。それに対して鉱物やロボットは生命体ではありません。それでは、生命体とはなんでしょう?

生命体であるためには満たさなければならない条件が次の3点あります。

① 自分で栄養を得ることが出来る

② 自己増殖をする

③ 細胞構造を取る

①は動物なら、食物を摂り、それをエネルギーに変えることです。植物ならば、光合成により、太陽エネルギーを吸収し、炭酸ガスを固定することです。②は遺伝によって自分と同じものを大量に複製することです。③は非常にわかりやすい特徴です。生命体は細胞構造を持っていなければならないということです。

生命体と細胞

先の③で見たように、全ての生命体は細胞からできています。細胞は箱のようなものであり、その箱本体を作るのが細胞膜です。細胞には多くの種類があり、人間の細胞でも、筋肉を作る細胞と、神経を作る細胞とでは、その形状も働きも全く異なっています。

細胞の中にはいろいろの構造体が入っています。そのような構造体の中で、最も大切な働きをするものが核です。核には核酸（ＤＮＡ、ＲＮＡ）が入っており、細胞分裂の際には核酸は染色体となって遺伝を司ります。

しかし、細胞の中には核を持たない物もあります。核を持つ細胞を真核細胞、持たない細胞

●真核細胞と原核細胞

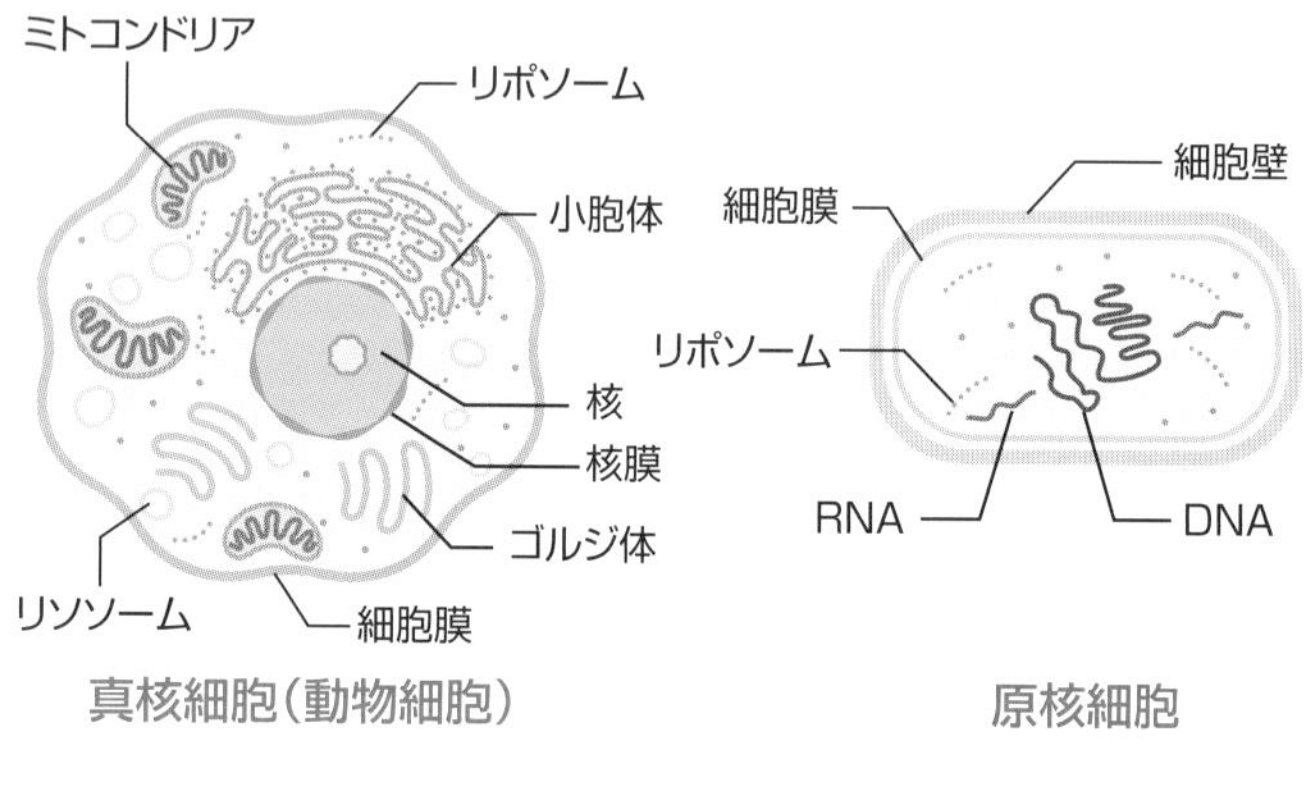

を原核細胞と言います。典型的なバイキンである大腸菌は核を持たない原核細胞の一種です。原核細胞では、核酸は細胞内に、核に入ることなく存在しています。

細胞の形状

細胞は、生命活動の行われる実験室のようなものです。この実験室は、そこでどのような活動が行われるかによって高度に特化しています。

典型的なバイキンである大腸菌は1個の細胞からできているので単細胞生物と言われます。人間のような高等動物は多くの細胞からできた多細胞生物であり、細胞の種類とその構造は多岐にわたります。

●生命体と細胞

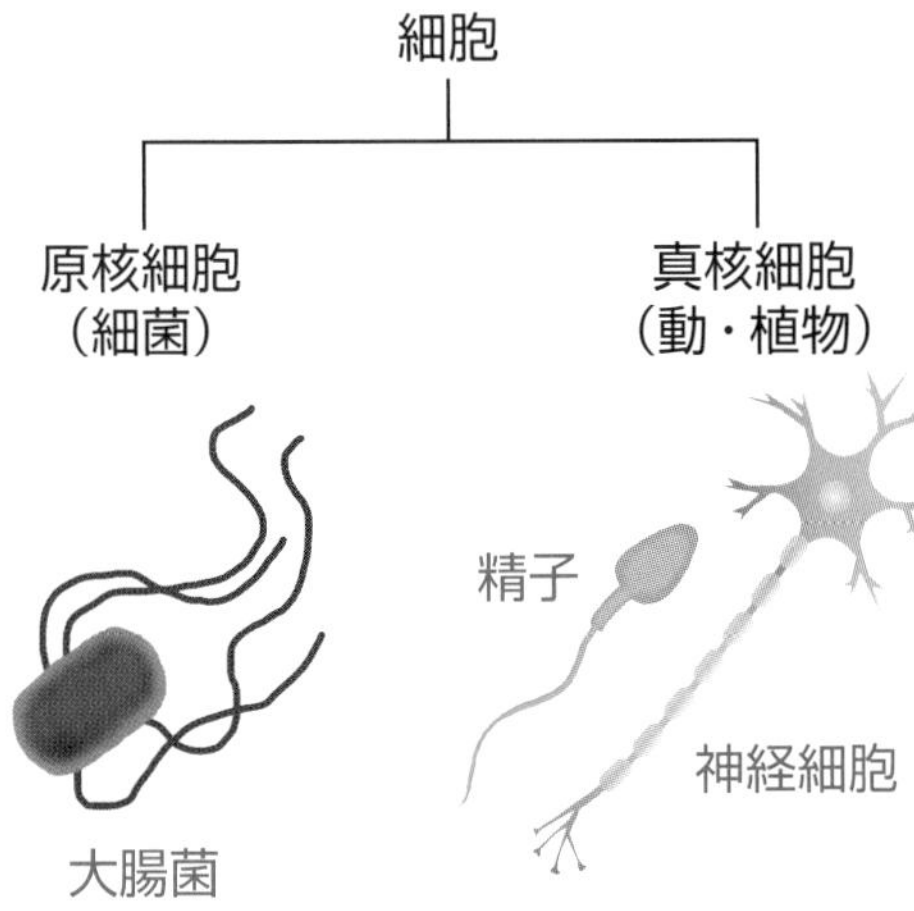

SECTION 24

細胞膜

細胞は核をはじめとしたいろいろの器官からできていますが、細胞はもちろん、全ての器官の表面は細胞膜で覆われています。我々の体が皮膚で覆われているようなものです。ですから、細胞構造を持っていると言うことは細胞膜で覆われていると言うことと同じことになります。

つまり、細胞を持っている物だけが生物だ、ということは、細胞膜を持っている物だけが生物だということになるのです。それくらい細胞膜と言うのは生物にとって重要なのです。

細胞膜の構造

細胞膜は化学的に見ると、分子膜といわれるものの一種になります。分子膜の身近な例はシャボン玉です。

シャボン玉の原料となる洗剤は、化学的には両親媒性分子と言われるものの一種です。両親媒性分子は一分子中に、水に溶ける部分(親水性部分)と、水に溶けず、油に溶ける部分(疎水性部分)の二部分からできています。

両親媒性分子を水に溶かすと、両親媒性分子は親水部分を水中に入れ、疎水部分を空気中に出して、水面(界面)に逆立ちしたように並びます。両親媒性分子の濃度を高めると、水面は一面に両親媒性分子で覆われることになります。この状態は、水面が分子の集団で覆われた状態であり、このような状態にある分子集団を一般に分子膜と言います。

大切なのは、分子膜を構成する分子はただ集

●両親媒性分子と分子膜状態

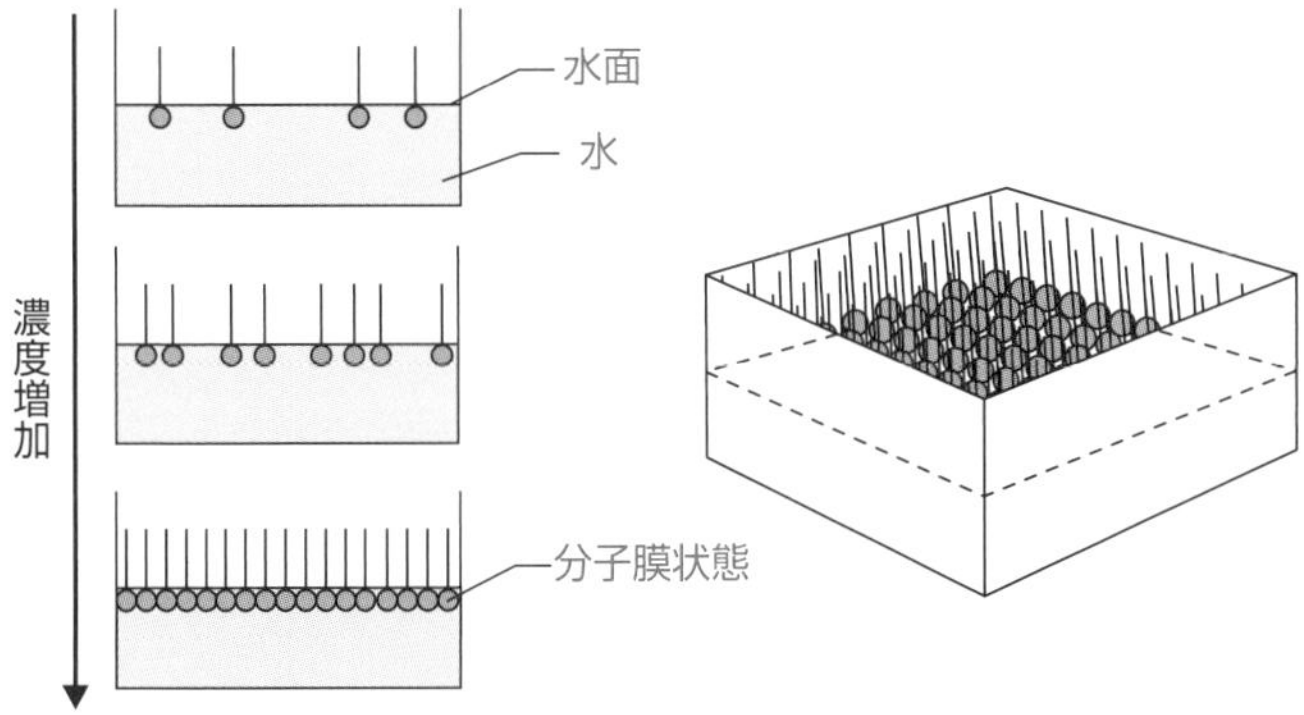

まっているだけであり、分子間に化学結合は存在しないということです。この結果、分子膜を構成する分子は、膜内を自由に移動できることはもちろん、分子膜から離脱することも、また戻ることも自由です。分子膜の持つこのダイナミズムが生命のダイナミズムにつながっているのではないでしょうか？

細胞膜

分子膜は、水面から取り出すこともできます。このような分子膜は、膜が1層なので単分子膜と言います。単分子膜は重ねることもでき、そのような膜を二分子膜といいます。

図は、細胞膜を拡大した

●単分子膜と二分子膜

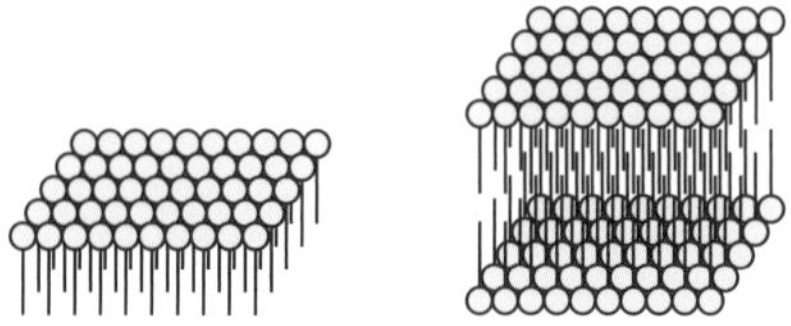

●細胞膜

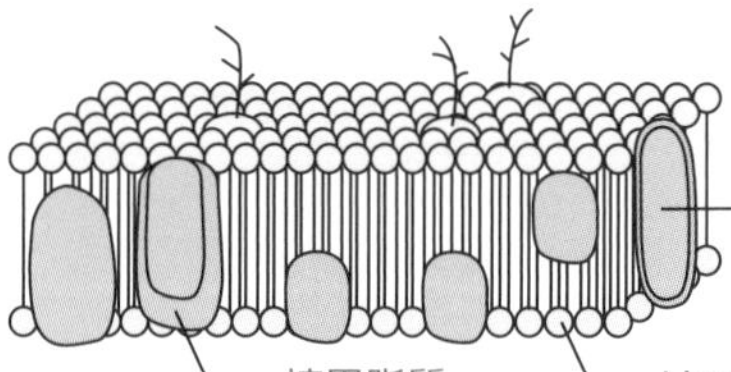

模式図です。簡単に二つの部分に分けることができます。大きな固まりに見える部分、つまり、たんぱく質と境界脂質からなる部分と、それを支えるリン脂質の部分です。そしてこの部分はリン脂質という両親媒性分子からできた二分子膜なのです。

つまり細胞膜は、リン脂質からできた二分子膜にタンパク質等の「不純物」が挟み込まれた物なのです。この状態は海原(二分子膜)に浮いた氷山(タンパク質)と見ることができます。氷山はあちこちに漂うことが出来るのです。

細胞膜の運動

細胞膜は、細胞分裂する時には劇的に変形しますが、それだけではありません。細胞膜は常に活発に運

●小胞(リポソーム)の生成

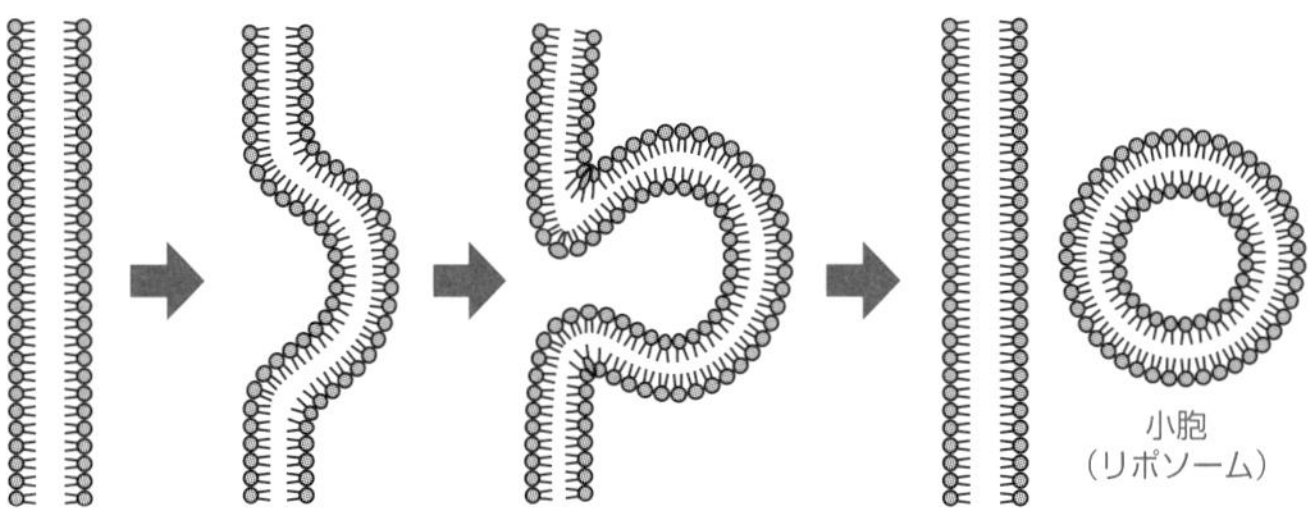

動、変形しています。

図はそのような細胞膜の変形を模式的に表したものです。まず、平らだった細胞膜の一箇所に、ふくらみができます。やがてそのふくらみが大きくなり、くびれてゆきます。くびれは段々深くなり、最終的に、細胞膜本体から離れて細胞小胞となってしまいます。細胞小胞の中にはいろいろの物質（栄養素、老廃物）などが包み込まれることができます。

エンドサイトーシスとエキソサイトーシス

細胞内は、外界から隔絶された空間ではありません。細胞は、外界から水や栄養分などを取り入れ、反対に、細胞内でできた老廃物を細胞外に排出します。細胞内に物質を取り入れることをエンド（内）サイトーシス、排出することをエキソ（外）サイトーシスと言います。

エンドサイトーシスでは、細胞膜は細胞外物質を取り囲むようにくびれ、最終的に異物は小胞に囲まれた形で細胞内に入ることになります。一方、エキソサイトーシスでは、老廃物の周りにリン脂質が集合し、老廃物を取り囲むようにして二分子膜を構成します。その後はエンドサイトーシスの逆過程を辿って細胞外に放出されます。

●エンドサイトーシスとエキソサイトーシス

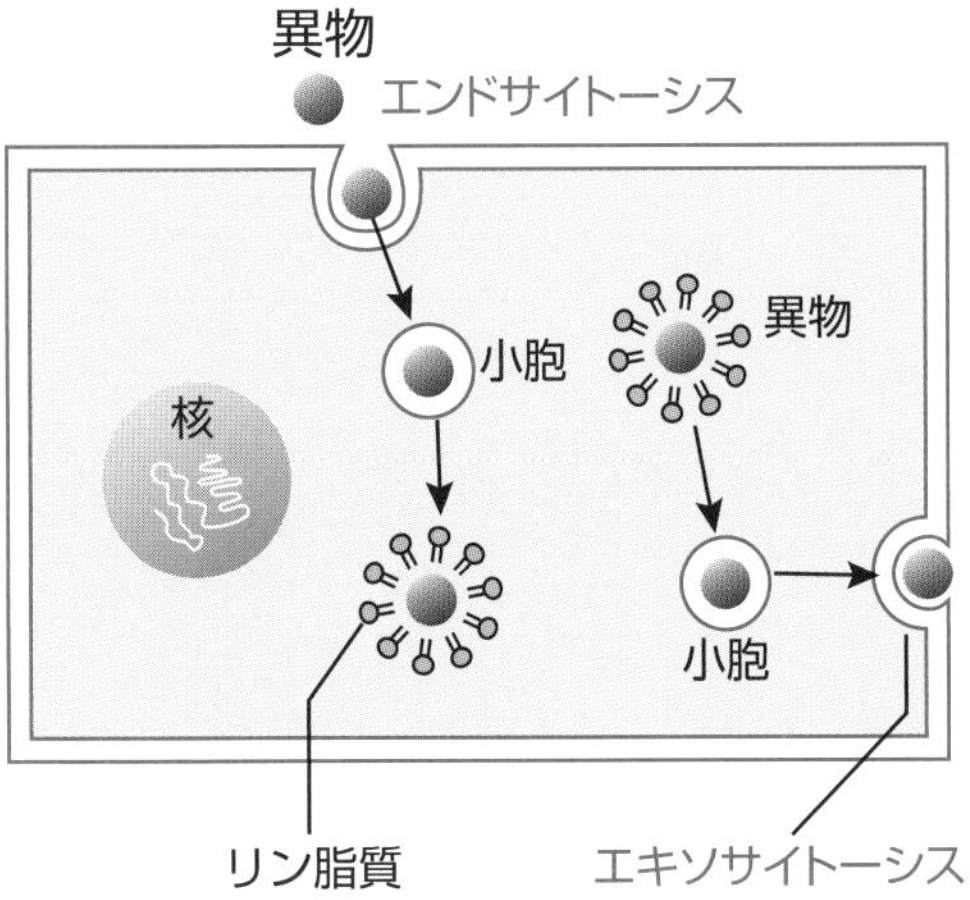

SECTION 25

核酸(DNAとRNA)

細胞は細胞分裂によって増殖しますが、幹細胞以外の細胞においては、分裂した後に生じる2個の細胞(娘細胞)は元の細胞(母細胞)と、うりふたつです。これは母細胞の形質が娘細胞に受け継がれているからであり、この現象を遺伝と言います。

遺伝を司るのは化学的な分子であり、これを核酸と言いますが、核酸にはDNAとRNAの二種があります。

DNA

DNAはデオキシリボ核酸の略です。細胞分裂ではDNAも2個に分裂複製して娘細胞に入っていきます。したがって、親から子に遺伝する行為を支配しているのはDNAと言うことになります。

DNAは2本のDNA分子がより合わさった二重ラセン構造を取っています。DNAは辞書のようなもので、生物が持つタンパク質の全種類の製造法が書いてあります。各細胞はこのマニュアルに従ってタンパク質を作りますが、このタンパク質は酵素となって細胞内の生化学反応を支配します。

この生化学反応によって、その個体の特質、つまり、背が高いとか髪が黒いとかということが決まるのです。ですから、各個体がどのようなタンパク質をもっているかということが非常に重要なカギとなります。

RNA

しかし、DNAは、その端から端までがタンパク質の製造法で埋め尽くされているわけではありません。製

●DNAの二重ラセン構造

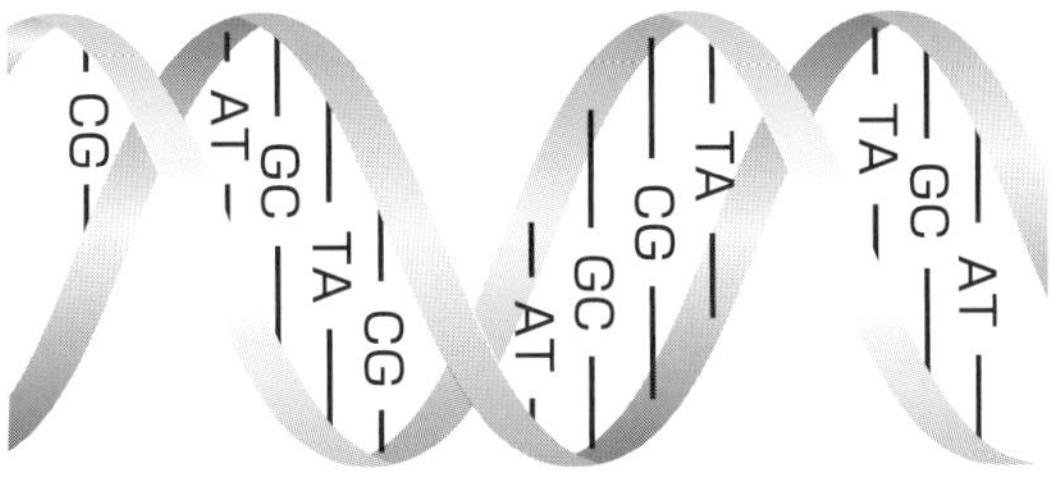

造法の部分を遺伝子（ゲノム）、それ以外の部分をジャンクＤＮＡと呼びます。人間の場合、遺伝子部分は全ＤＮＡの５ないし10％ほどといわれます。

そこで、母細胞からＤＮＡを受け取った娘細胞では、ＤＮＡから、必要な部分だけを抜書きします。このようにしてできた核酸がＲＮＡ（リボ核酸）なのです。ＲＮＡはＤＮＡと違って、ただ１本の長い鎖状の分子です。

●遺伝子とジャンクDNA

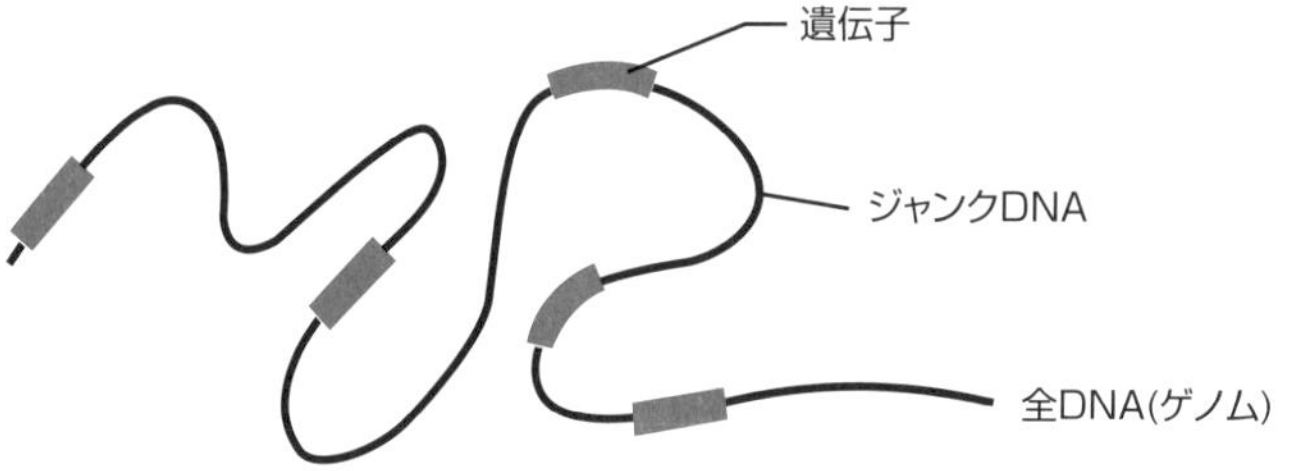

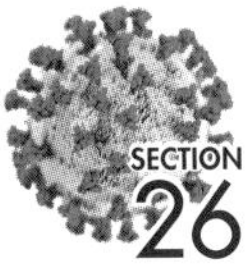

SECTION 26

ウイルス

前節までにバイキン（細菌）を形作る細胞、および細胞の重要な構成要素である細胞膜と核酸について見てきました。それでは、ウイルスは細菌と、どのように違うのでしょうか？

ウイルスの特色

ウイルスと言う名前は、「毒液」または「粘液」を意味するラテン語のvirusに由来して命名されました。

ウイルスはいろいろな点で一般的な生物と大きく異なっています。

❶ 細胞質構造を持たず、基本的にタンパク質と核酸からなる粒子です。

❷ 生物は細胞内部にＤＮＡとＲＮＡの両方の核酸が存在するが、ウイルスは基本的に

どちらか片方だけしかもちません。

❸生物は細胞分裂で増殖しますが、ウイルスは一段階増殖をします。

❹代謝系を持たず、自分自身ではエネルギーを産生できません。

❺単独では増殖できず、他生物の細胞に寄生したときのみ増殖します。

細胞は生きるのに必要なエネルギーを作るシステム、代謝系を持っていますが、ウイルスにはそれがありません。つまり自分自身を養うためのエネルギーは100%宿主細胞に依存しています。そのため、宿主の中でしか増殖することはできません。

ウイルスにできることは、他の生物の遺伝子の中に彼らの遺伝子を入れる事だけです。しかし、ウイルスには自らを宿主の細胞に入れる能力も持っておらず、宿主細胞が間違って取り込むのを待っているだけです。そして、宿主細胞が正常な物質と判別できずウイルスタンパクを増産して、いわば勝手に病気になるのです。これらの違いからウイルスは生物学上、生物とは見なされません。

ウイルスの構造

ウイルスの基本構造は、粒子の中心にあるウイルス核酸と、それを取り囲むカプシド(capsid)と呼ばれるタンパク質の殻から構成されています。

その大きさは小さいものでは数十nm(ナノメートル、1nm=10^{-9}m)から、大きいものでも数百nmです。それに対して一般的な生物の細胞(数〜数十μm マイクロメートル、1μm=10^{-6}m)の100〜1000分の1程度の大きさです。

ウイルスによっては、カプシドの外側をエンベロープと呼ばれる膜で包んだ物もあります。いくつかのウイルスの形を図に示しました。対称形のものが多く、これからも生物とは思えない所があります。

●ウイルスの構造と形

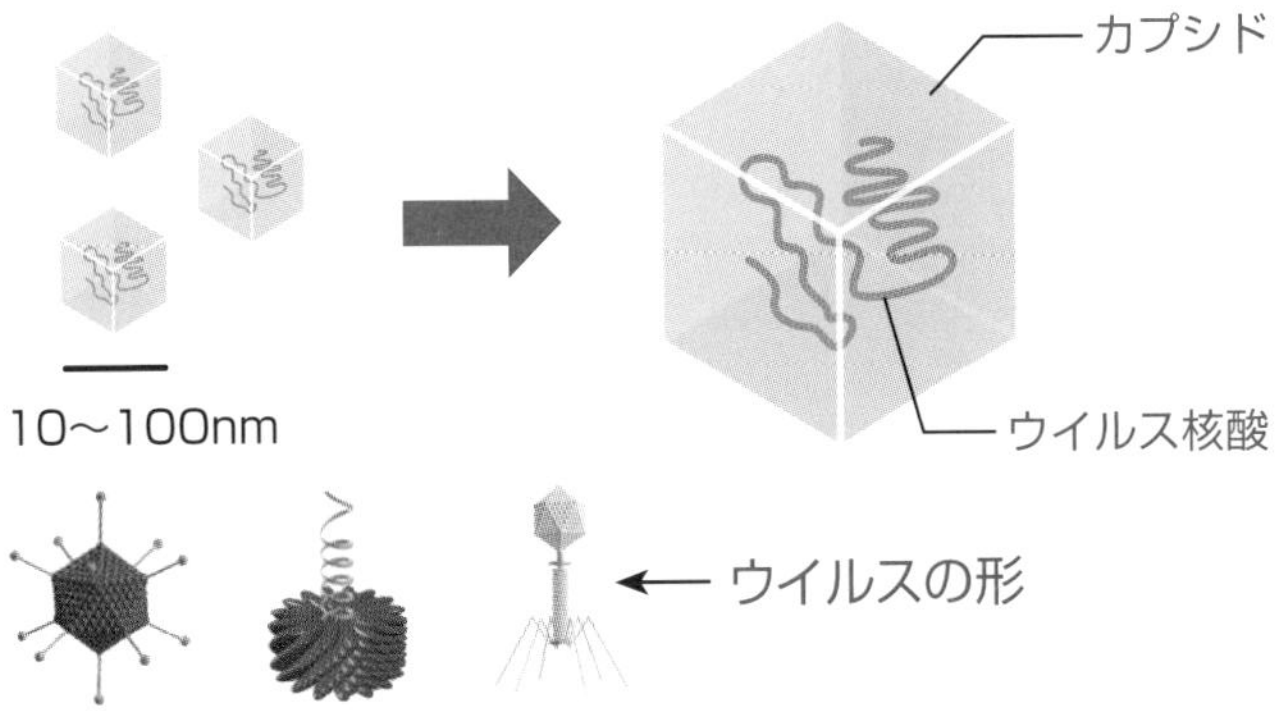

ウイルスの結晶化

1935年に、米国のウイルス学者W・スタンリーは、タバコモザイクウイルスを結晶化することに成功しました。また結晶化後も活性を失わないことを確認しました。これはウイルスが生物ではないということを人々に納得させる大きな証拠となりました。スタンリーは、この業績により1946年ノーベル化学賞を授与されました。

●タバコモザイクウイルスの結晶

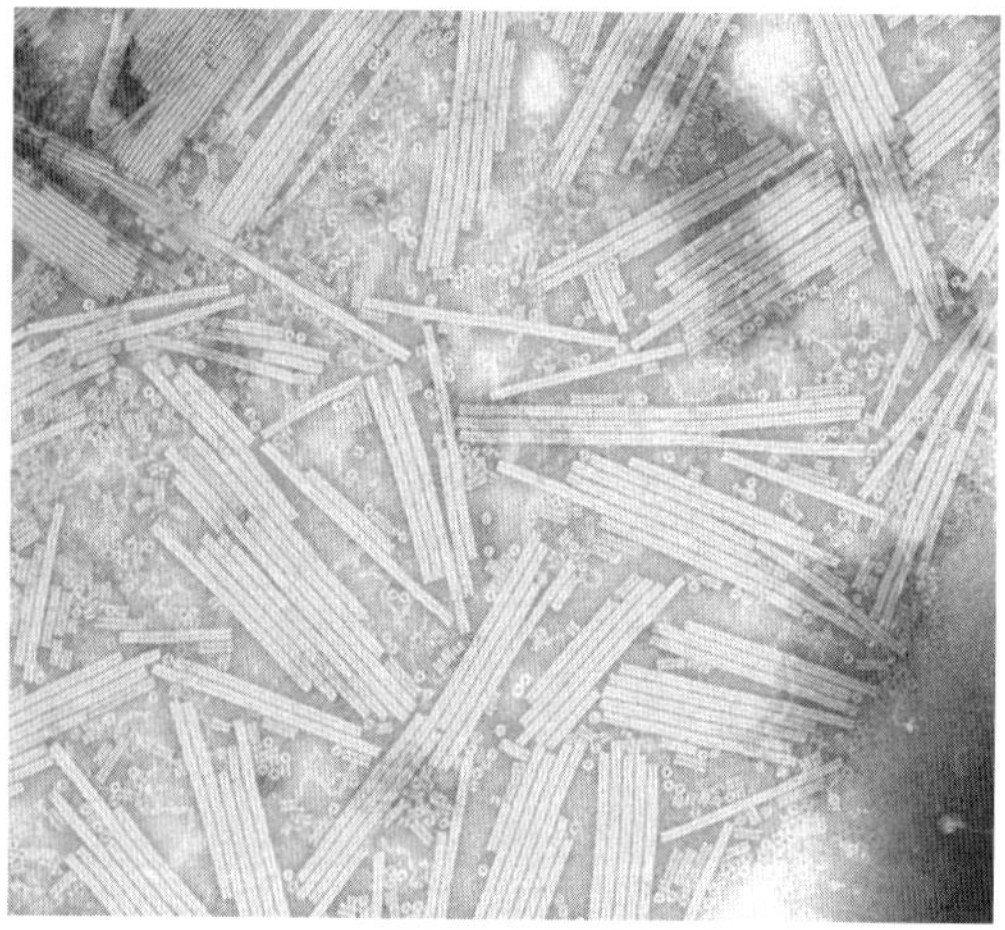

ウイルス核酸

核酸にはDNAとRNAがありますが、ウイルスの持つ核酸は、通常、DNAか

ＲＮＡのどちらか一方です（ただしＤＮＡと共にＲＮＡを一部含むＢ型肝炎ウイルスのような例外も稀にある）。そのウイルスが持つ核酸の種類によって、ＤＮＡウイルスとＲＮＡウイルスに大別されます。

ウイルスの核酸は他の生物と比べてはるかにサイズが小さく、またコードしている遺伝子の数も極めて少数にすぎません。例えば、ヒトの遺伝子が数万あるのに対して、ウイルスでは３〜１００個ほどだと言われます。

●コロナウイルスのRNA

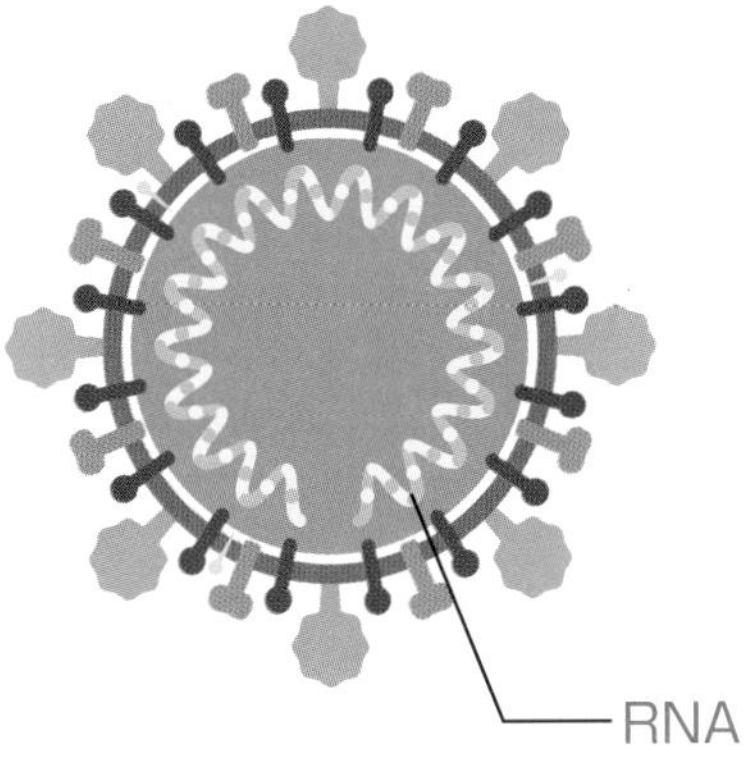

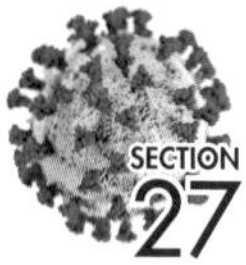

新型コロナウイルス

新型コロナウイルスは未だ発見されて間もないことから、その性質、毒性などは明確にはなっていません。しかし、その電子顕微鏡写真は明らかになっています。

新型コロナウイルスの外見と名前

写真によるとコロナウイルスの大きさは直径80～220㎚程度です。らせん対称性のカプシドとエンベロープを持つエンベロープウイルスです。エンベロープに花弁状の長い突起（約20㎚）があり、コロナ（太陽の光冠）に似ていることからその名が付けられたと言います。

しかし、この名前は一時的な通称で正式名ではありませんでした。ＷＨＯ（世界保健機構）では正式名をCOVID-19とすると発表しました。

コロナウイルスの発見と種類

コロナウイルスと言う名前はウイルスの種類の名前であり、コロナウイルスにはいくつかの種類があります。コロナウイルスは1960年代に発見されており、最初に発見されたのはニワトリの伝染性気管支炎ウイルスと、風邪をひいたヒト患者の鼻腔からの2つのウイルスでした。

その後、このファミリーウイルスとしてサーズやマーズの原因になったウイルスなどが発見されています。そのほとんどが重篤な気道感染症に関与していることがわかっています。

●新型コロナウイルス(COVID-19)

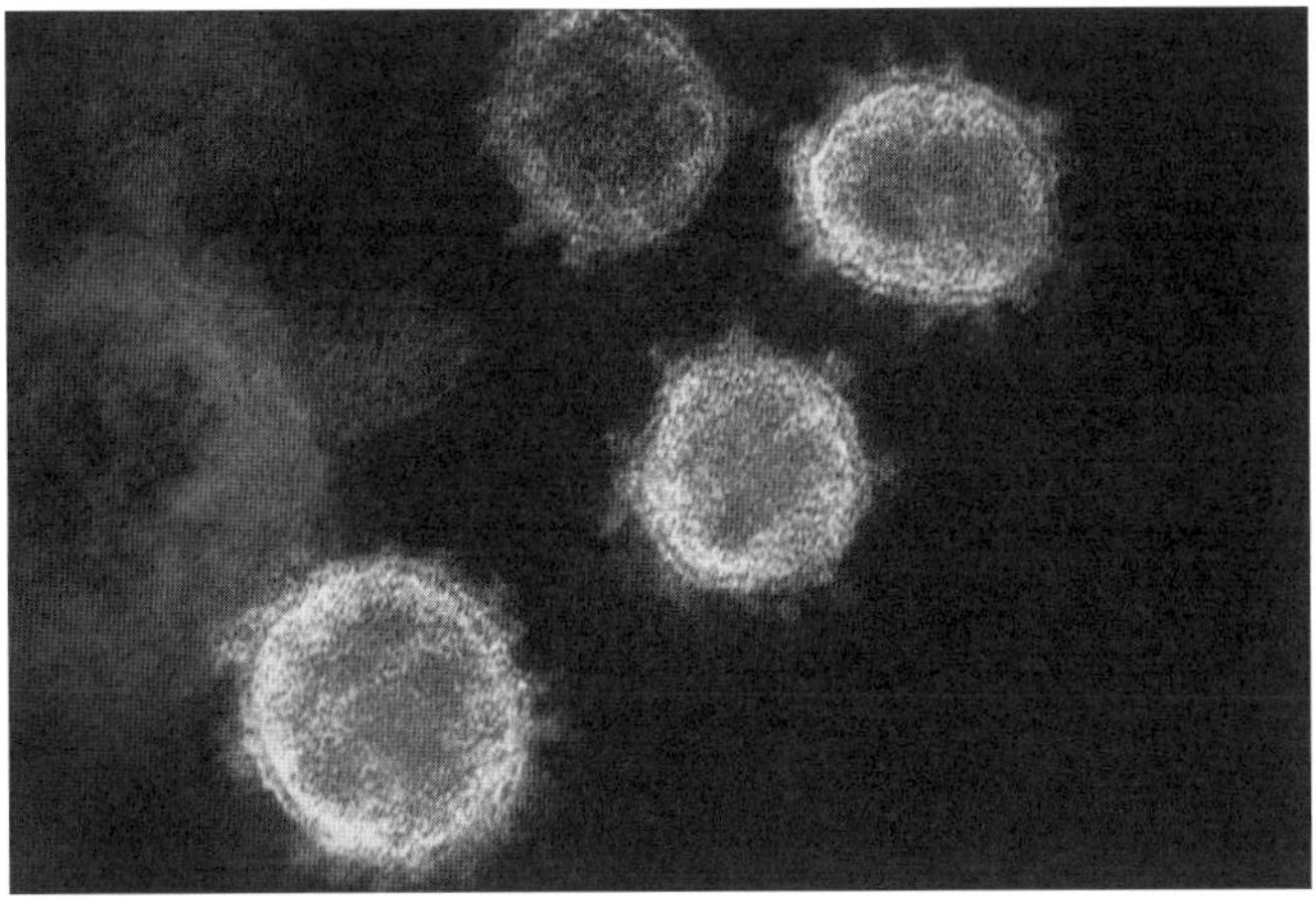

©NIAID-RML

サーズ（致死率40％）やマーズ（10％）ウイルスは致死率の高い病気を引き起こすウイルスです。新型コロナウイルスではWHO発表の致死率が3〜4％とサーズやマーズに比べれば低いですが、インフルエンザの致死率0・1％に比べればかなりの高率です。注意に越したことはありません。

Chapter.6
ウイルスの増殖

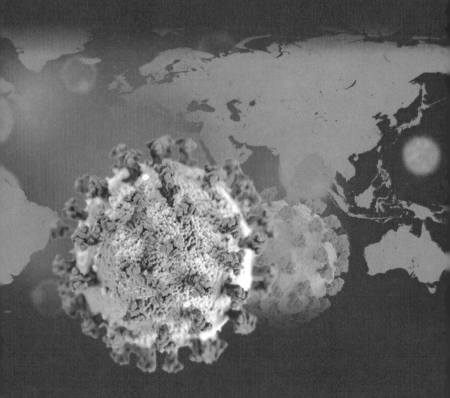

SECTION 28

ウイルスの増殖方法

ウイルスは生命体ではありませんが、生命体と同じように増殖します。しかし、その増殖の仕方は生命体とは異なります。生命体の増殖方法は細胞分裂によります。それは、最初は1個だった細胞が2個になり、次には4個になるというように、世代を重ねるごとに2^n倍になっていきます。

ところが、ウイルスは違います。一挙に何百倍にも増殖するのです。なぜ、そのようなことが可能なのでしょうか?

ウイルス増殖のために必要なもの

ウイルスは基本的に核酸と、それを収納するためのタンパク質からできています。

そのため、増殖するには少なくとも、次のことが必要となります。

①タンパク質の合成
②ウイルス核酸の複製
③上記のことを行うために必要な、材料の調達とエネルギーの産生

ウイルスの事情

しかし、①~③の事を行うためには生化学反応を支配する酵素が必要です。ところがウイルスは、この様な事を行うのに必要な酵素の遺伝情報を持っていません。

ウイルスも遺伝子を持っていますが、その遺伝子には自分の遺伝子を複製するための酵素の他、宿主細胞に吸着・侵入したり、あるいは宿主の持つ免疫機構から逃れるため

●ヒト細胞から放出されている新型コロナウイルス

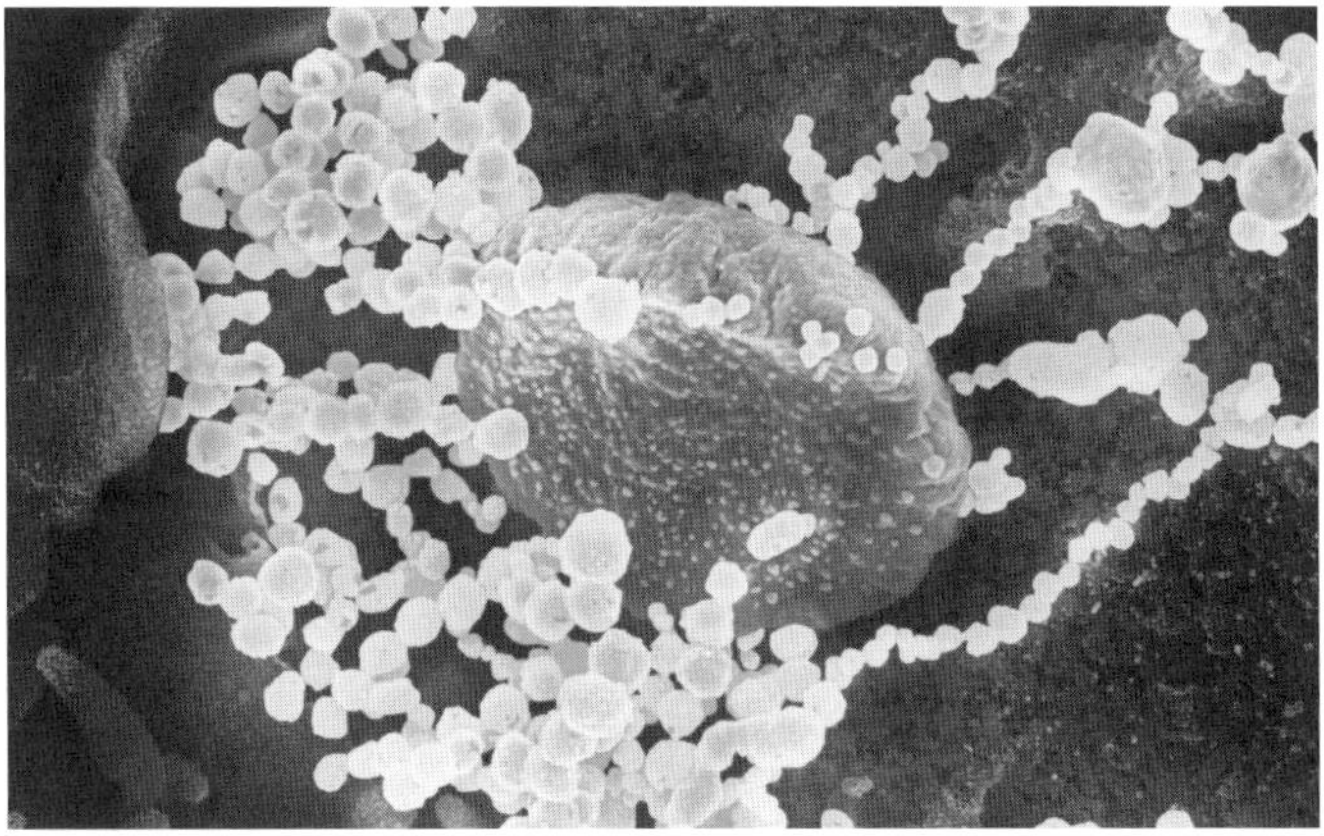

©NIAID-RML

の酵素などがコードされています。しかし、増殖のためにはそれだけでは不十分です。そのため、寄生した宿主細胞の持つタンパク合成機構や代謝、エネルギーを利用して、自分自身の複製を行わなければならないと言う運命を背負っています。

ウイルスの増殖

このような事情のため、ウイルスは、それ自身単独では増殖できず、他の生物の細胞内に感染して初めて増殖することが可能となります。このような性質を偏性細胞内寄生性と呼びます。

また、一般的な生物の細胞が2分裂によって2^nで対数的に数を増やす（対数増殖）のに対して、ウイルスは1つの粒子が、感染した宿主細胞内で一気に数を増やして放出する一段階増殖を行います。

この結果、感染したウイルスは細胞内で一度分解されるため、見かけ上ウイルス粒子の存在しない期間（暗黒期）が存在すると言う特色があります。

SECTION 29

吸着と侵入

ウイルスの増殖は以下のようなステップで行われます。つまり、「細胞表面への吸着→細胞内への侵入→脱殻《だっかく》→部品の合成→部品の集合→感染細胞からの放出」という順序です。

細胞表面への吸着

ウイルスによる細胞への感染は、宿主となる細胞表面にウイルスが吸着することによって幕が切られます。

ウイルスが宿主細胞に接触すると、ウイルスの表面にあるタンパク質が宿主細胞の細胞膜表面に露出しているいずれかの分子を標的にして吸着します。このときの細胞側にある標的分子をそのウイルスに対するレセプターと呼びます。

ウイルスが感染するかどうかは、そのウイルスに対するレセプターを細胞が持っているかどうかに依存します。持っていなければ感染はしないのですが、運悪く持っているとウイルスが感染することになります。

代表的なウイルスレセプターとしては、インフルエンザウイルスに対する気道上皮細胞のシアル酸糖鎖や、ヒト免疫不全ウイルスに対するヘルパーT細胞表面のCD４分子などが知られています。

●T細胞

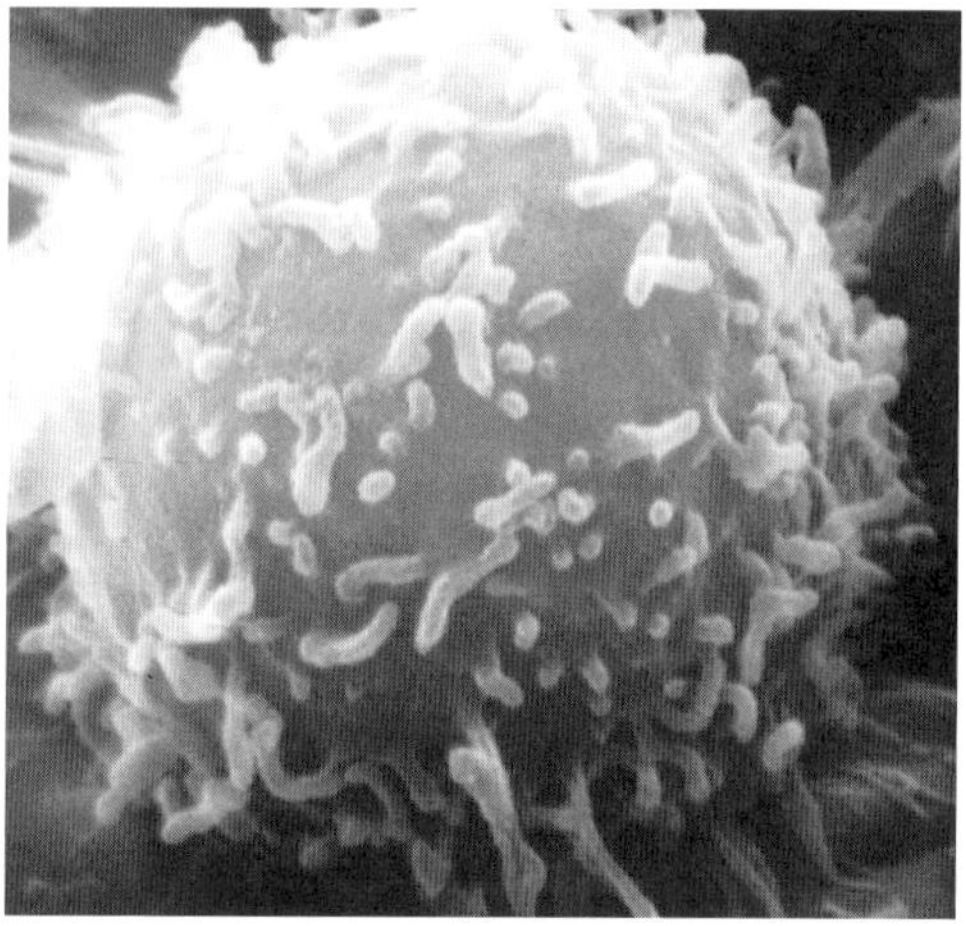

細胞内への侵入

細胞表面に吸着したウイルス粒子は、次に実際の増殖の場になる細胞内部へ侵入します。侵入のメカニズムはウイルスによってさまざまですが、代表的なものに以下のようなものがあります。

❶エンドサイトーシス機構

エンベロープを持たないウイルスの多くや、インフルエンザウイルスなどに見られる形式です。

先に見た細胞膜の変形に基づく機構です。つまり、ウイルスが細胞表面の細胞膜に近付くと、細胞膜がウイルスを養分か何かと勘違いして勝手に取り込もうとするのです。

まず、ウイルスが近づいた部分の細胞膜が凹み、そこにウイルスがはまり込むと細胞膜は、それを包むように囲んで小胞となり、そのまま細胞内に取り込みます。取り込んだ後は小胞の細胞膜は分解してリン脂質となり、ウイルスは細胞内に放出されるのです。

❷膜融合機構

エンベロープを持つウイルスにみられる機構です。吸着したウイルスのエンベロープが細胞の細胞膜と融合し、ウイルス粒子のエンベロープを除いたカプシド部分が細胞質内に送り込まれるというメカニズムです。

❸ 能動的機構

ファージなどのバクテリオファージに見られる機構です。吸着したウイルスの粒子から尾部の管を通してウイルス核酸が細胞質に注入されます。注入とは言っても、ウイルス粒子の尾部が細胞の細胞壁を貫通した後の遺伝子の移動は、細胞が生きていないと起こらないため、ウイルスが送り込むと言うよりは、細胞自体の作用によって吸い込まれるのではないかと言われています。

●バクテリオファージのイメージ図

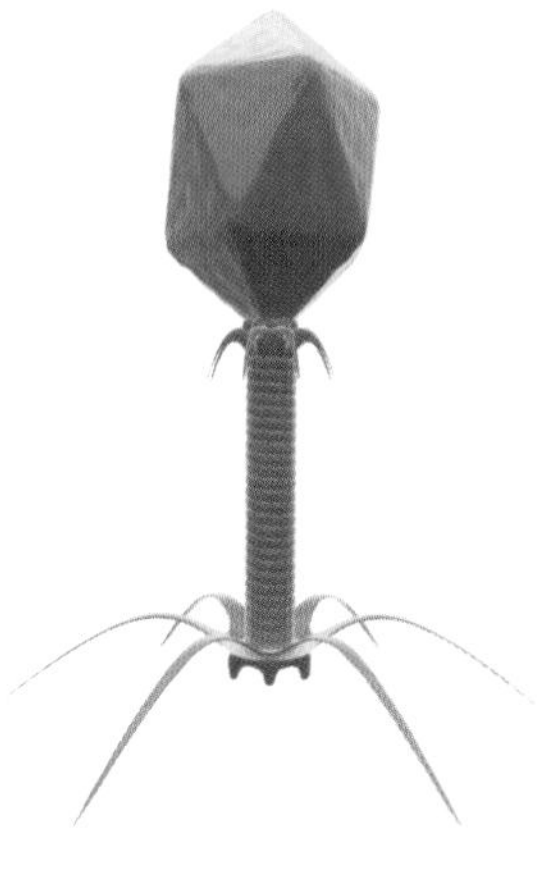

SECTION 30

脱殻と部品合成

細胞内へ侵入したウイルスは仮面を脱いで、本領発揮です。宿主細胞の機能を横取りして自分を増殖するのです。

脱殻

ウイルスが細胞内に侵入すると、タンパク質でできたカプシドは分解されて、その内部からウイルス核酸が遊離します。この過程を脱殻と呼びます。

脱殻が起こってから粒子が再構成されるまでの期間は、ウイルスの核酸は存在するものの、感染性のある完全なウイルスはどこにも存在しないことになります。この時期を暗黒期と呼びます。ウイルスの増殖に特有の現象です。

部品の合成

ウイルスを組み立てるのに必要な部品は、ウイルス核酸とカプシドのためのタンパク質です。

❶ 核酸の合成

脱殻により遊離したウイルス核酸は、次代のウイルス(娘ウイルス)の作成のために大量に複製されます。しかし、ウイルス核酸は宿主細胞の核酸とは性質的に異なるため、その複製は宿主の持つ酵素だけで行うことはできません。

そこで、それぞれのウイルスが独自に持つDNAポリメラーゼ、RNAポリメラーゼなど、転写・複製に関わる酵素も使われます。また宿主のDNAに自分の遺伝子を組み込むことに

●DNAポリメラーゼ

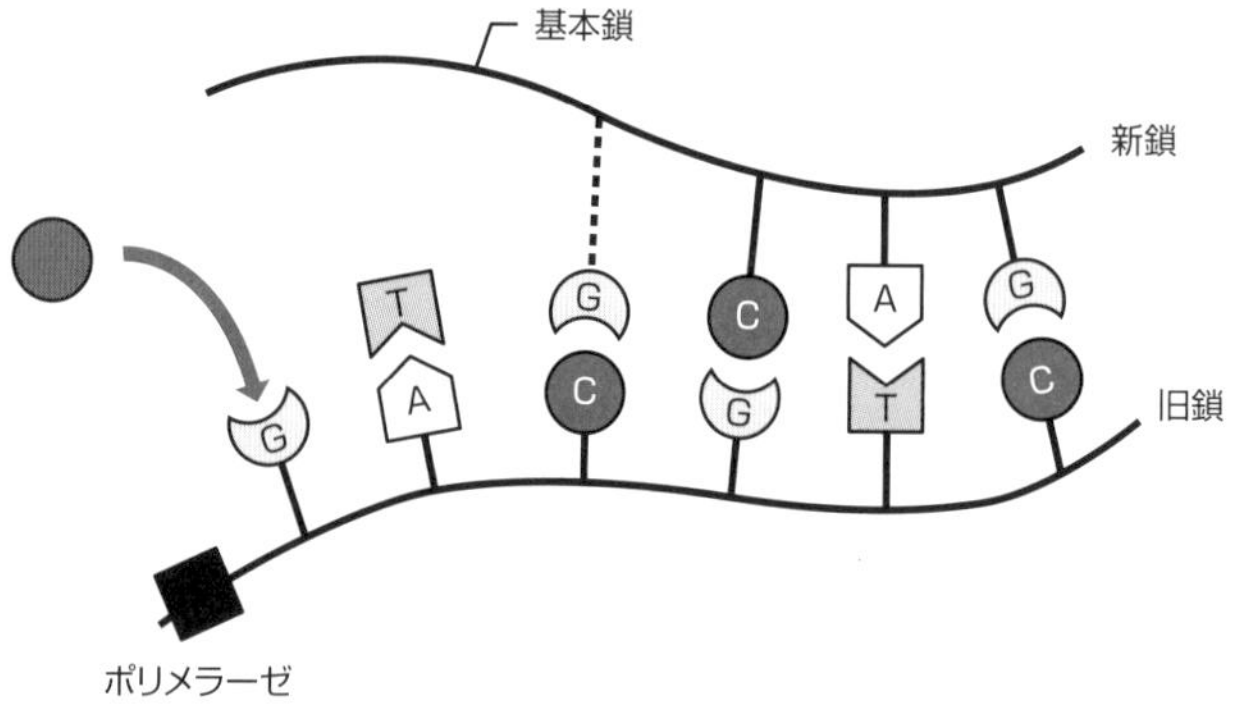

よって、宿主のDNA複製機構を利用するという高等テクニックも用いられます。

❷タンパク質の合成

それと同時にRNAを経て、ウイルス独自のタンパク質が大量に合成されます。すなわちウイルスの合成は、その部品となる核酸とタンパク質を別々に大量生産し、その後でそれを組み立てるという、非常に合理的な大量生産方式で行われるのです。

SECTION 31

部品の集合とウイルス粒子の放出

この様にして、宿主細胞内で別々に大量生産されたウイルス核酸とタンパク質は、最後に細胞内で集合します。最終的にはタンパク質の集合体が核酸を包み込み、カプシドが形成され、新しいウイルスの原型が、何個分も一挙に完成します。

この様にして生成したウイルスは細胞内で集合し、細胞から出芽したり、あるいは感染細胞が死ぬことによって放出されます。このときエンベロープを持つウイルスの一部は、出芽する際に被っていた宿主の細胞膜の一部をエンベロープとして利用します。このようにして宿主を利用し尽くすのが、ウイルスの怖い所です。

宿主細胞に与える影響

ウイルスによる感染は、宿主となった生物に細胞レベルや個体レベルでさまざまな影響を与えます。その多くの場合、ウイルスが病原体として作用し、宿主に病気という名のダメージを与えます。

ウイルスが感染して増殖すると、宿主細胞が本来自分自身のために産生・利用していたエネルギーや、アミノ酸などの栄養源がウイルス増殖のために奪われ、いわば「ウイルスに乗っ取られた」状態になります。

これに対して宿主細胞は、タンパク質や遺伝子の合成を全体的に抑制することで抵抗しようとします。一方でウイルスは自分の複製をより効率的に行うために、さまざまなウイルス遺伝子産物を利用して、宿主細胞の生理機能を制御しようとします。

宿主細胞の破壊

ウイルスが自分自身のタンパク質を一時に大量合成することは宿主細胞にとっては大変なストレスになります。また完成した粒子を放出するときには宿主の細胞膜や細胞壁を破壊することもあります。このような原因から、ウイルスが感染した細胞ではさまざまな生理的・形態的な変化が現れます。

細胞変性効果

このような現象のうち、特に形態的な変化を伴うものを特に細胞変性効果と呼びます。代表的な細胞変性効果としては、細胞の円形化、細胞同士の融合による合胞体の形成などが知られています。このような生理機能の変化によって、ウイルスが感染した細胞は最終的に次項のいずれかの運命を辿ることになります。

SECTION 32

細胞の死

ウイルスが細胞内で大量に増殖すると、細胞本来の生理機能が破綻したり、細胞膜の破壊が起きます。その結果、多くの場合には宿主細胞は死を迎えることになります。

多細胞生物の細胞では、アポトーシス（自死現象）を起こすことも知られています。感染した細胞が自ら死ぬことで周囲の細胞にウイルスが広まることを防いでいるものと考えられています。

持続感染

ウイルスによっては、短期間で大量のウイルスを作って直ちに宿主を殺すのではなく、むしろ宿主へのダメージが少なくなるよう少量のウイルスを長期間に亘って持続的に産生するものがあります。このような現象を持続感染と言います。

つまり、宿主細胞が増殖する速さと、ウイルス複製による細胞死の速さが釣り合った状態です。中でもウイルス複製が遅くて、ほとんど粒子の複製が起こっていない状態を潜伏感染と呼びます。

ガンウイルス

多細胞生物に感染するウイルスの一部には、感染した細胞を不死化したり、ガン化したりするものがあります。このようなウイルスを腫瘍ウイルスあるいは、ガンウイルスと呼びます。

ウイルスが宿主細胞を不死化あるいは、ガン化させるメカニズムはいろいろであり、その解明は、今後の研究にまつところです。

Chapter. 7
ウイルスと病気

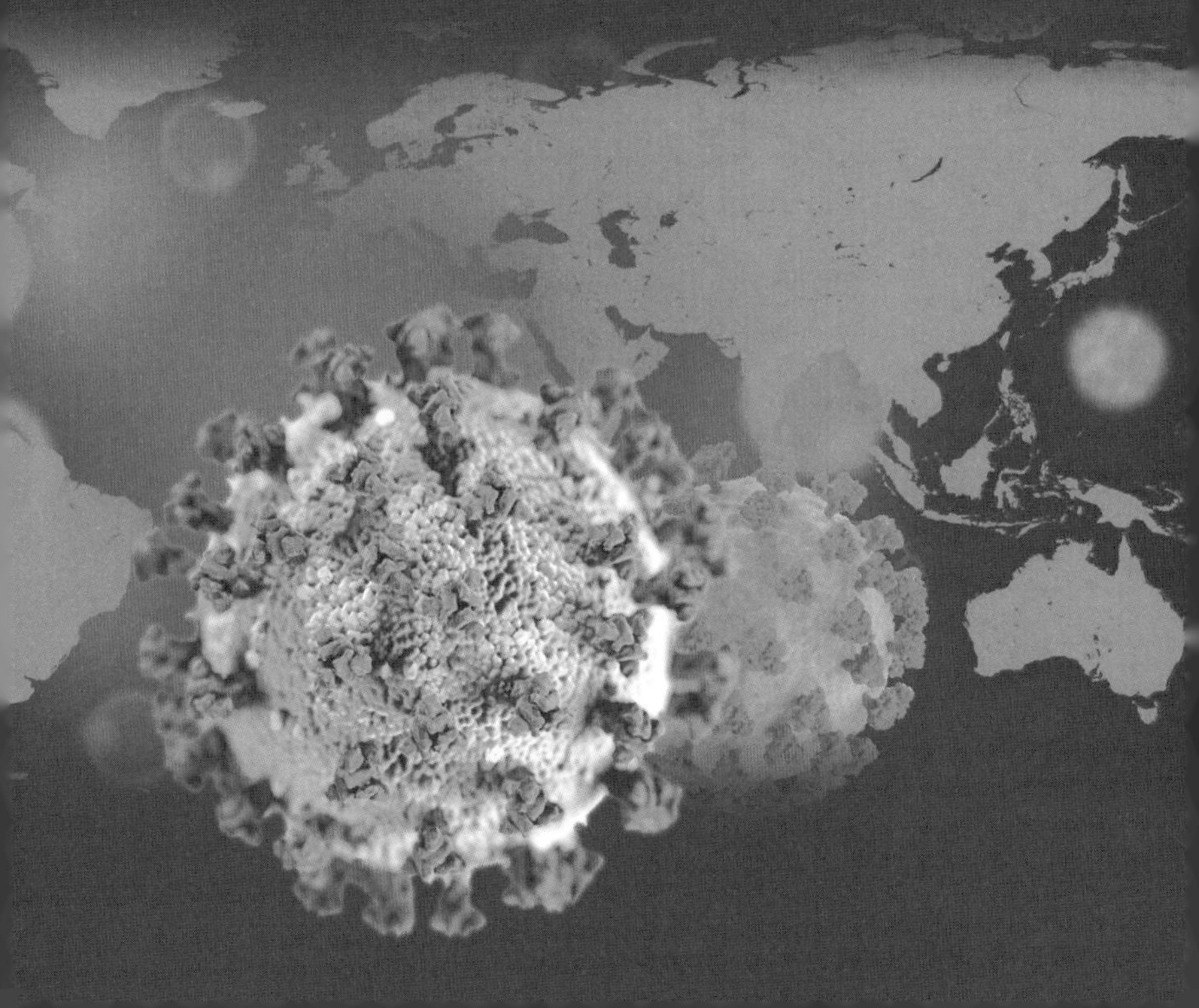

SECTION 33

ウイルスと生命体

ウイルスが細胞に感染すると、細胞レベルで変化が起こるだけでなく、多細胞生物の場合には、細胞の集合体である個体レベルでも変化が起こります。

ウイルス感染症

これが病気と言うことになるのですが、ウイルス感染が基になって起こる病気を総称してウイルス感染症と呼びます。

ウイルス感染症には、新型コロナウイルスをはじめ、インフルエンザや天然痘、麻疹、風疹、エイズ（後天性免疫不全症候群）などがあり、これらのウイルスは、パンデミック（世界規模の流行）を引き起こして人類に多くの犠牲者を出してきました。

また、人間を含めた動物では、ウイルス感染が起きるとそれに抵抗して免疫応答が引き起こされます。血液中や粘液中のウイルス粒子そのものに対しては、ウイルスに対する中和抗体が作用することで感染を防ぎます(液性免疫)。

感染した後の細胞内のウイルスに対しては抗体は無効ですが、細胞傷害性T細胞やNK細胞などが感染細胞を殺す(細胞性免疫)ことで感染の拡大を防ぎます(細胞免疫)。

免疫応答はワクチンによって作ることもできます。一方、エイズやウイルス性肝炎の原因となるウイルスなどは、免疫応答を回避し、慢性感染症を引き起こします。

ウイルス感染の症状

ウイルス感染症における症状の中には、ウイルス感染自体による身体の異常もあります。しかし、大きな症状の原因になるのはむしろ、ウイルスに対抗しようとする身体の防御機構の発現です。つまり発熱、感染細胞のアポトーシス(細胞の自死)など免疫応答を含む組織傷害などです。このような、ウイルスに対抗しようとする身体の働き自体が、健康な身体の生理機構を変化させ、さらには身体恒常性に対するダメージにもなって、疾患の症状として現れるものが多いのです。

SECTION 34

エイズ

エイズ（ＡＩＤＳ　後天性免疫不全症候群）は免疫機構に障害が現れる病気であり、原因はヒト免疫不全ウイルス（ＨＩＶ）です。ＨＩＶの起源はチンパンジーという説が有力であり、そこから人に感染して世界中に広まっていったと考えられています。したがって人獣共通ウイルスの一種といえます。

エイズとは

ＨＩＶに感染しただけでエイズを発症するのではありません。ＨＩＶに感染した人が、免疫能の低下により23の合併症のいずれかを発症した状態のことをエイズと言うのです。

ＨＩＶに感染しても何も症状の無いこともありますが、２～４週間でインフルエンザと同様の症状などを起こすこともあります。しかし、感染から5～10年間の症状のない潜伏期間に入ります。

その後、風邪によく似た症状や全身の脂漏性皮膚炎となり、その後、多くの感染症にかかるようになります。感染経路は、性行為のほか、注射器の使い回しなどによる血液感染や母子感染が主とされています。

エイズは重要な疾患として詳細に研究されているので、ウイルスの感染症を知るための例となっています。ここで見てみましょう。

●ヒト免疫不全ウイルス（HIV）

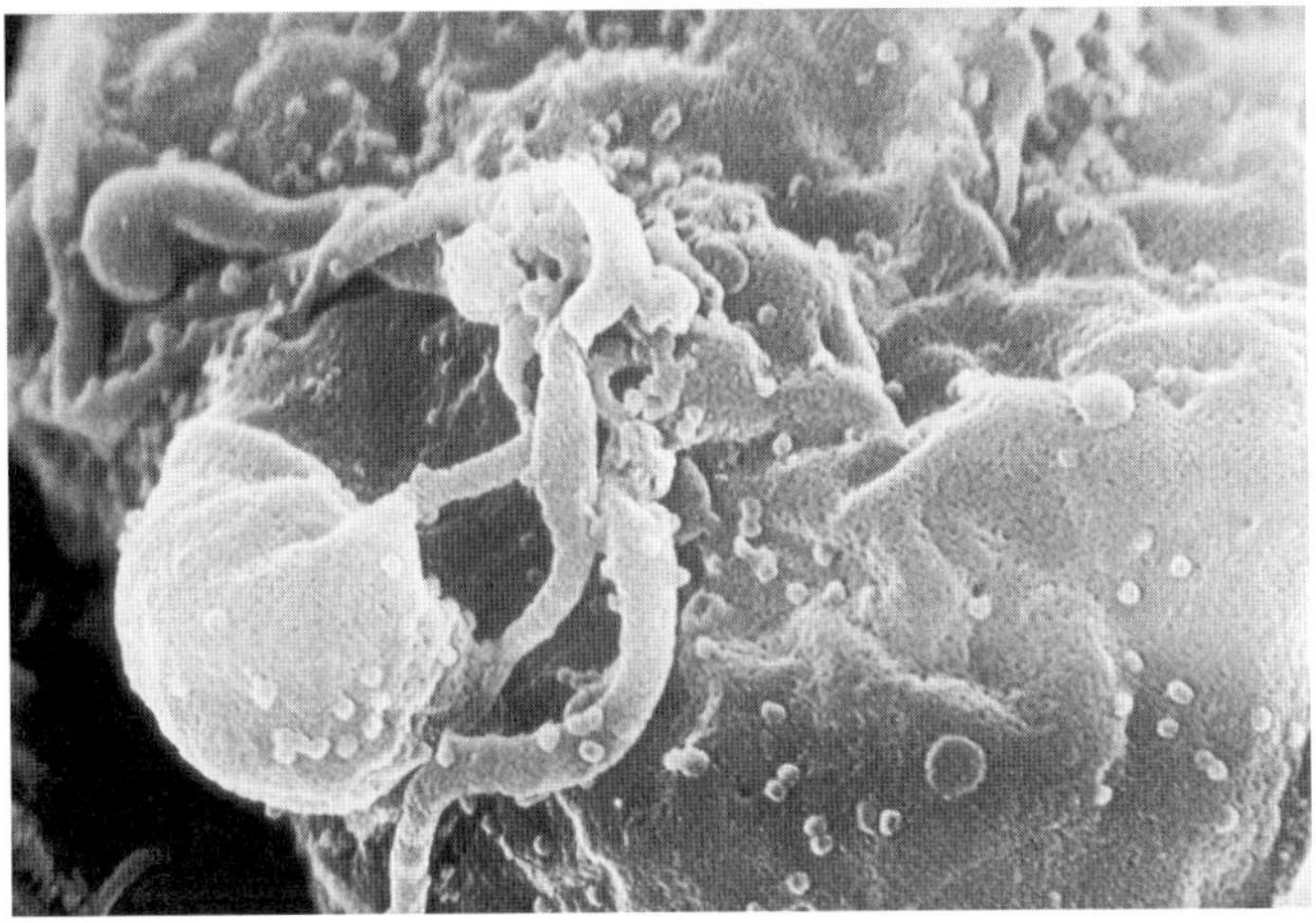

ヘルパーT細胞攻撃

エイズは人間の免疫機構がＨＩＶによって阻害されることによって起こる疾病です。ＨＩＶは人間の免疫機構のうちリンパ球Ｔ細胞（主にヘルパーＴ細胞）を破壊します。

エイズの発症機構は次の３段階に分けて考えることができます。

❶ＨＩＶ感染（識別タンパク質、標的タンパク質）

❷ヒトのＤＮＡに潜伏（ＲＮＡをＤＮＡに逆転写）

❸ＨＩＶの大量複製（増殖、発症）

ＨＩＶはヘルパーＴ細胞に限って感染しますが、この識別をＨＩＶは識別タンパク質ＧＰ１２０を用いて行います。

これが、Ｔ細胞にある標的タンパク質ＣＤ４と親和性があるのでＨＩＶはＴ細胞にたどり着くことができるのです。

潜伏

感染したＨＩＶは先に見たエンドサイトーシスによって細胞内に進入します。ＨＩＶは核酸としてＤＮＡをもたず、ＲＮＡしかもっていません。そのため、特別の酵素の力を借りてＨＩＶの遺伝子配列をもった二本鎖のＤＮＡに変身します。このようにＤＮＡ⇅ＲＮＡ間の変身を一般に転写と言います。

通常の遺伝プロセスではＤＮＡをＲＮＡに転写します。そのため、ＲＮＡをＤＮＡに転写する操作は逆転写と呼ばれます。転写されてできたＨＩＶのＤＮＡはＴ細胞の中にある、人間のＤＮＡに組み込まれて数年間、何事もせずに過ごします。この期間が潜伏期間と言うことになります。

増殖

潜伏から目覚めるとＨＩＶのＤＮＡは元のＨＩＶのＲＮＡに転写され、ＨＩＶ固有のタンパク質を作り始めます。しかし、このとき作られるものは、ＨＩＶのタンパク質そのものではありません。何個ものタンパク質（プロテイン）が長くつながったもので、タンパク質前駆体（ポリプロテイン）と呼ばれるものです。

これに特別な酵素（プロテアーゼ）が働いて成熟タンパク質に切断します。そしてこの成熟タンパク質が凝集して先に見たカプシドと呼ばれる容器となり、中にＲＮＡを入れて完全なＨＩＶとなって、宿主細胞を破壊して拡散していくのです。

エイズ治療

これまでのエイズ治療は症状の緩和を目的とする対症療法が主でしたが、現在では感染メカニズムに立ち入った抜本的な治療法が考案され、その趣旨に沿った治療薬も開発されてきました。

治療には複数種類の抗ＨＩＶ薬を用いたＨＡＡＲＴ療法（カクテル療法）が用いられますが、完治は困難で長期間にわたって薬の服用が継続されます。一方で、平均余命は治療により非感染者とほぼ同水準まで延長されているとする研究も報告されています。

治療の根幹としては、主に次の2通りのものがあります。

❶ 逆転写酵素阻害剤

感染して細胞内に進入したＨＩＶＲＮＡがＨＩＶＤＮＡに変身して、ヒトＤＮＡに紛れ込む過程を阻害するものです。いわば入り口での防御に相当します。

❷ プロテアーゼ阻害剤

潜伏から目覚めて、転写酵素によってＨＩＶＤＮＡから元のＨＩＶＲＮＡに戻ったＲＮＡが最初に作り出すものはポリプロテインです。ＨＩＶが増殖するためにはこのポリプロテインを切断して、成熟タンパク質にしなければなりません。この働きをするのが酵素、プロテアーゼです。したがって、プロテアーゼを阻害すればＨＩＶの増殖を食い止めることができます。いわば出口での防御に相当します。

SECTION 35

インフルエンザ

毎年秋口になると顔を出し、春を過ぎると消えてゆく流行風邪、インフルエンザは俳句の季語になっているほど馴染深いものです。いまでこそ、特効薬もでき、数日おとなしくしていれば治る病気で、さして怖い病気でもなくなりましたが、かつては1年で何千万人もの人の命を奪った病気です。

歴史

突如として発生して瞬く間に広がり、数カ月のうちに消えていく、咳と高熱の流行性疾患の記録は古代ギリシアで医学の祖と言われる哲学者ヒポクラテスの時代からあったといわれます。周期的に流行

●インフルエンザウイルス

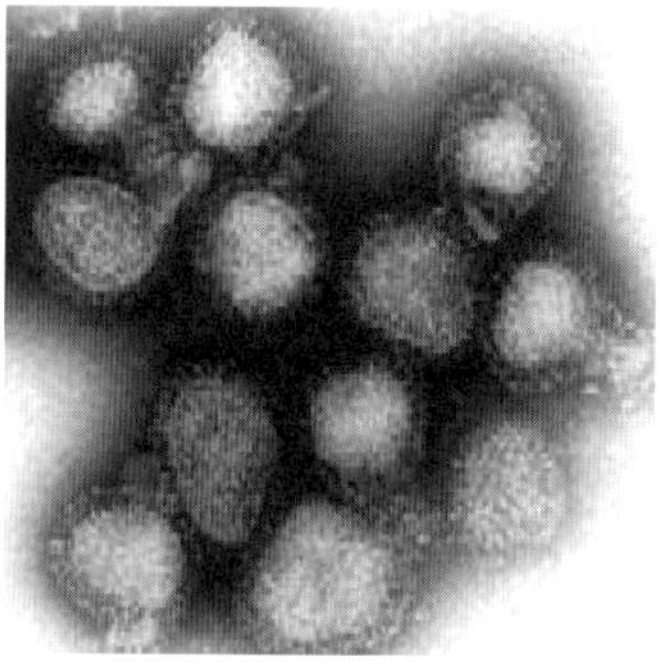

が出現することから、16世紀のイタリアの占星家たちはこれを星の影響(influenza)によるものと考えていたと言います。日本でも、平安時代の「増鏡」に「しはぶき(咳)やみ(病)流行りて人多く失せたまふ…」との記述があります。

１９１８年には、スペイン型インフルエンザが猛威をふるい、全世界の罹患者数6億、死亡者は２０００～４０００万人にのぼったと推定されています。この風邪は、日本ではスペイン風邪と呼ばれ、罹患者２３００万人、死者は38万人に及んだと言われます。

ヒトのインフルエンザウイルスは、１９３３年に初めて分離されました。その後、ワクチンの開発研究も進み、米国では１９４０年代に不活化ワクチンが実用化されました。ＨＡ型ワクチンが我が国で実用化されたのは、１９７２年です。

インフルエンザウイルス

インフルエンザウイルスはＡ・Ｂ・Ｃの3型に分けらます。このうち流行的な広がりを見せるのはＡ型とＢ型です。Ａ型ウイルス粒子の表面には、ＨＡとＮＡと言う記号で区別される糖タンパクがあり、ＨＡには16の亜型が、ＮＡには９つの亜型があります。

これらは様々な組み合わせをして、ヒト以外にもブタやトリなどに広く分布しているので、Ａ型インフルエンザウイルスは人獣共通型ウイルスの一種です。

またウイルスの表面にあるＨＡとＮＡは、同一の亜型内で抗原性を毎年のように変化させるため、Ａ型インフルエンザは巧みにヒトの免疫機構から逃れ、流行し続けるのです。いわばマイナーモデルチェンジです。

さらにＡ型は数年から数10年単位で、突然別の亜型に取って代わることがあります。いわばフルモデルチェンジであり、これは新型インフルエンザウイルスの登場に相当します。この場合、人々はあらたに出現したインフルエンザウイルスに対する抗体はないため、感染は拡大し地球規模の大流行（パンデミック）となってしまいます。

これまでの例では次のものが知られています。

- １９１８年……スペイン型インフルエンザ（Ｈ１Ｎ１）39年間継続
- １９５７年……アジア型インフルエンザ（Ｈ２Ｎ２）11年間継続。

・1968年……香港型インフルエンザ(H3N2)
・1977年……ソ連型インフルエンザ(H1N1)
・現在……………A型2種(H3N2、H1N1)とB型3種が流行しています。

診断・治療

インフルエンザの典型的な症状は、発熱・頭痛・全身の倦怠感・筋関節痛などが突然現われ、咳・鼻汁などが相前後して続き、約1週間で軽快するというものです。

病原の診断には、PCR法を用いるのが標準ですが地方衛生研究所や限られた検査室でないとできません。最近は、イムノクロマト法などを用いたインフルエンザ用の検査キットが市販されるようになり、健康保険も適用されるようになっています。

治療薬としては1998年にシンメトレルが認可されました。これはA型ウイルスの表面にあるM2タンパクに作用してインフルエンザウイルスの細胞への侵入を阻止するものです。そのため、M2タンパクを持たないB型に対しては無効です。

また、2001年2月に、タミフルとリレンザが健康保険の適応となりました。インフルエンザウイルスが生体の細胞から細胞へ感染・伝播していくためには、ウイルス表面に存在する酵素であるノイラミニダーゼが不可欠ですが、これらの薬剤はこの作用をブロックするものです。ノイラミニダーゼはA、B型に共通であることから、A型、B型インフルエンザ両方に効果があります。

予防方法(予防接種)

インフルエンザに対して科学的な予防方法として世界的に認められているものは、現行のインフルエンザHAワクチンである。

インフルエンザワクチンは、死菌ワクチンのため発病を確実に阻止するほどの効果は期待できませんが、高熱などの症状を軽くし、合併症による入院や死亡を減らすことはできます。特に65歳以上の高齢者や基礎疾患を有する方はインフルエンザが重症化しやすいので、ワクチン接種による予防が勧められます。また、そのような人の周辺にいる人に対しても、勧められます。

SECTION 36

危険なウイルス性疾患

ウイルス性疾患の中には罹患するとかなりの高率で命を落とすものがあります。その様な例をみてみましょう。

天然痘

天然痘は感染力が強く、その上、罹った場合の致死率も高いことから古くから恐れられていた病気です。１６６３年米国では、人口およそ４万人のインディアン部落で流行があり、生存者はわずか数百人のみであったと言いますし、１７７０年のインドの流行では３００万人が死亡したなどの記録があります。また治ってからも顔にアバタが残る事からも恐れられました。

天然痘は、患者の口や鼻の分泌物や、膿やカサブタから感染します。感染するとおよそ12日間の潜伏期間の後、急に発熱し、倦怠感、頭痛といった症状を経て、2～3日後に特徴的な発疹が出現します。これは、主に顔、腕、脚に出現します。

　発疹は、水疱に変化し、膿疱になり、その後乾燥して黒っぽいカサブタになります。カサブタが取れたところは皮膚の色が薄くなります。正常に戻るのに何週間もかかり、一生残るアバタが顔に残ることもあります。

　天然痘は人から人へと直接伝染しますので、感染には、患者または患者の衣類やシーツとの密接な接触が必要になります。ある患者が天然痘であれば、その患者が病気になる約2週間前に他の感染者

●天然痘ウイルス

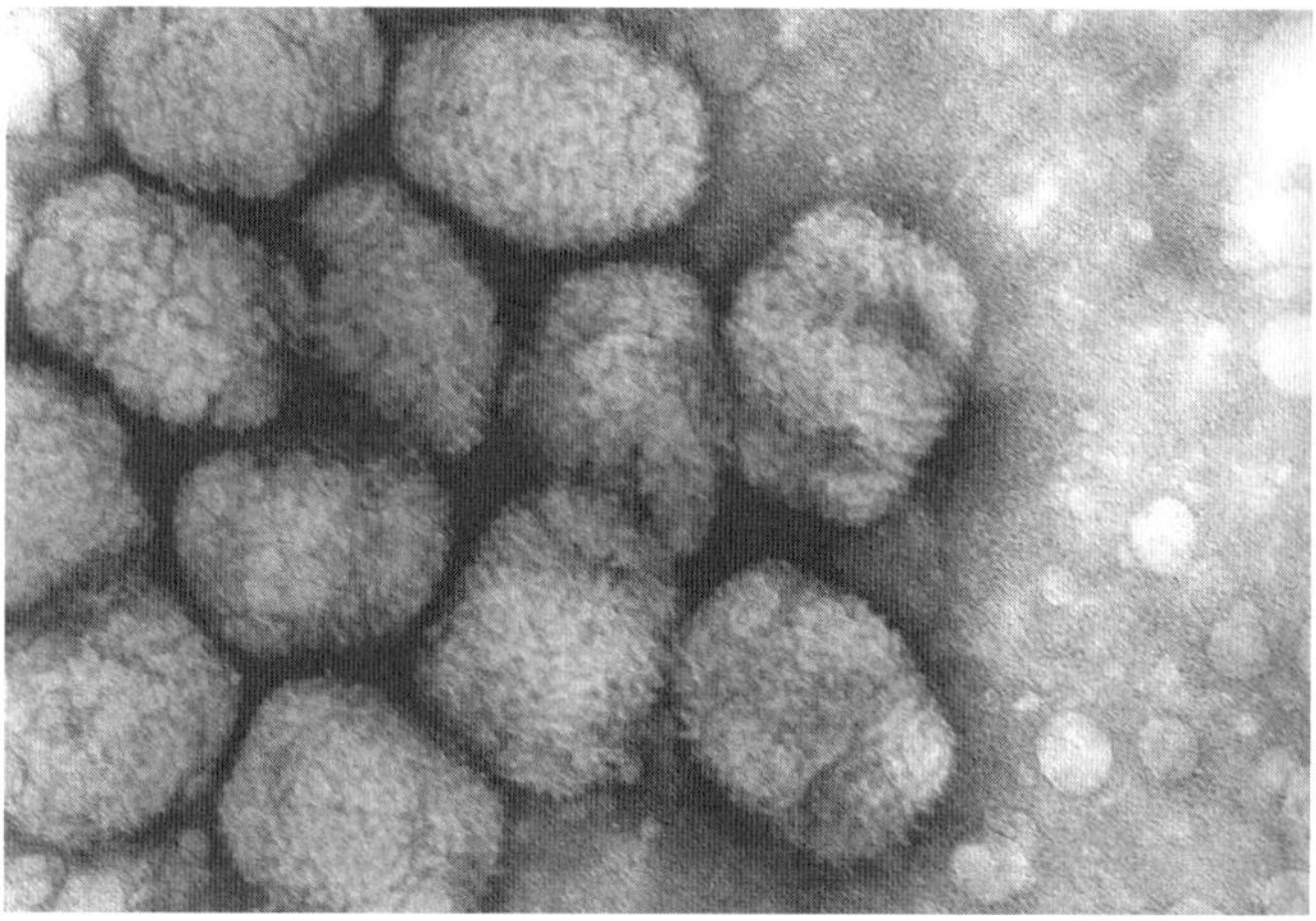

との密接な接触があったことになります。

致死率はウイルスの種類によって違いますが、強毒性のもので20～50％、弱毒性は1％以下とされています。

治療には特異的なものはありませんが、予防にはワクチンがきわめて有効であり、接種後、少なくとも5年間有効とされています。さらに、感染後４日以内に投与すると発症を防いだり重症化を抑えることができることから、感染後の投与も有意義ということになります。

しかし、天然痘ワクチンは重篤な副作用をもっています。従って天然痘感染を前もって予防しておくという事前接種は勧められていません。

狂犬病

狂犬病は、人を含めた全ての哺乳類が感染し、発病すると治療方法がなく、悲惨な神経症状を示してほぼ１００％死亡するという極めて危険な人獣共通型のウイルスによる感染症です。狂犬病は約４０００年前から人類に知られていましたが、現在も、世界では毎年約5万人の人と十数万の動物が発病死していると推定されています。

狂犬病ウイルスの感染源となる動物は、イヌ、アライグマ、スカンク、キツネ、食虫コウモリなどと多彩です。

日本では1950年に狂犬病予防法が施行され、犬に年2回のワクチン接種が義務付けられたところ、1956年の6頭の犬の発生を最後に、途絶えています。

狂犬病ウイルスは、主に発病動物に噛まれ、ウイルスが傷口より体内に侵入することにより伝播されます。体内に侵入したウイルスは、末梢神経を介して中枢神経組織に達し、そこで大量に増えてさらに各神経組織へ伝わり、唾液腺で増殖します。

発病した人や動物は咽喉頭の麻痺により唾液を飲み込むことが出来ず、結果としてウイルスは唾液と共に体外に排泄されることになります。

潜伏期間は、一定せず平均で1～2カ月を要しますが、時には7年間の例も人で報告されています。発病すると、物事に極めて過敏になり、狂躁状態となって、動物では目の前にあるもの全てに噛みつくようになります。その後、全身麻痺が起こり、最後は昏睡状態になって死亡します。

狂犬病ワクチンは予防のためだけでなく、治療のためにも極めて効果的です。つまり、感染動物に噛まれた後に、潜伏期間内に接種をすると発病しないのです。

それにしても、海外では係留されていない犬、猫、リスなど飼い主のわからない動物には、気軽に近づかないことが大切です。

エボラ出血熱

エボラウイルス病（エボラ出血熱）は、エボラウイルスによる感染症です。エボラウイルスの血液を介しての感染力は強く、針刺し事故では、ほぼ１００％の確率で感染します。

発症は突発的で、7〜10日程度の潜伏期間の後、全身倦怠感、発熱、頭痛、筋肉痛などの症状で始まります。続いて、嘔吐や下痢などの消化器症状、次いで内臓機能の低下がみられます。激しい下痢でコレラに類似した症状となります。出血症状は、以前考えられていたよりもまれなため、最近はエボラ出血熱ではなく、エボラウイルス病（ＥＶＤ）と言われます。致死率は50〜90％と非常に高いです。

エボラウイルスは、自然界ではコウモリなどの野生動物が保有していると考えられます。感染は主に接触感染であり、エボラウイルスに感染した動物や人の体液（血液、分泌物、吐物・排泄物など）に、皮膚の細かな傷や、眼や口の粘膜等が接触するとウイルスが体内に侵入し、感染します。

また、症状が出ている患者の体液やそれに汚染された物品（シーツ、衣類、医療器具、患者が使用した生活用品など）に傷口や粘膜が触れても感染することがあります。通常は空気感染は起こらないとされます。そして、確立した特別な治療法はありません。症状を軽くするための点滴と対症療法を行います。早期に治療を開始することが重要と考えられています。

また、確立したワクチンもありません。感染が疑われる人や死亡した人との接触、流行地域での葬儀への参列、医療機関の受診などは可能な限り避けなければなりません。動物も感染しますので、動物の死体に近づくこと、触ることも避けるべきです。加熱処理が不十分な野生動物の肉を食べることは極めて危険です。

アルコールなどの消毒薬だけでなく、流水と石けんによる洗浄も感染予防に効果があるとされます。

サーズ・マーズ

今世紀に入ってから発生したウイルス感染症にサーズ（SARS）とマーズ（MERS）があります。両者の症状はよく似ていますし、原因となるウイルスも新型コロナウイルスと同様のコロナウイルスなのですが、厳密に言うと両者のウイルスは違うものなので、疾病としても別のものとされています。

❶サーズ（SARS）

中国南部から発生したサーズ（重症急性呼吸器症候群）は、2002年11月から翌年7月までに世界で8400人以

●SARS（重症急性呼吸器症候群）

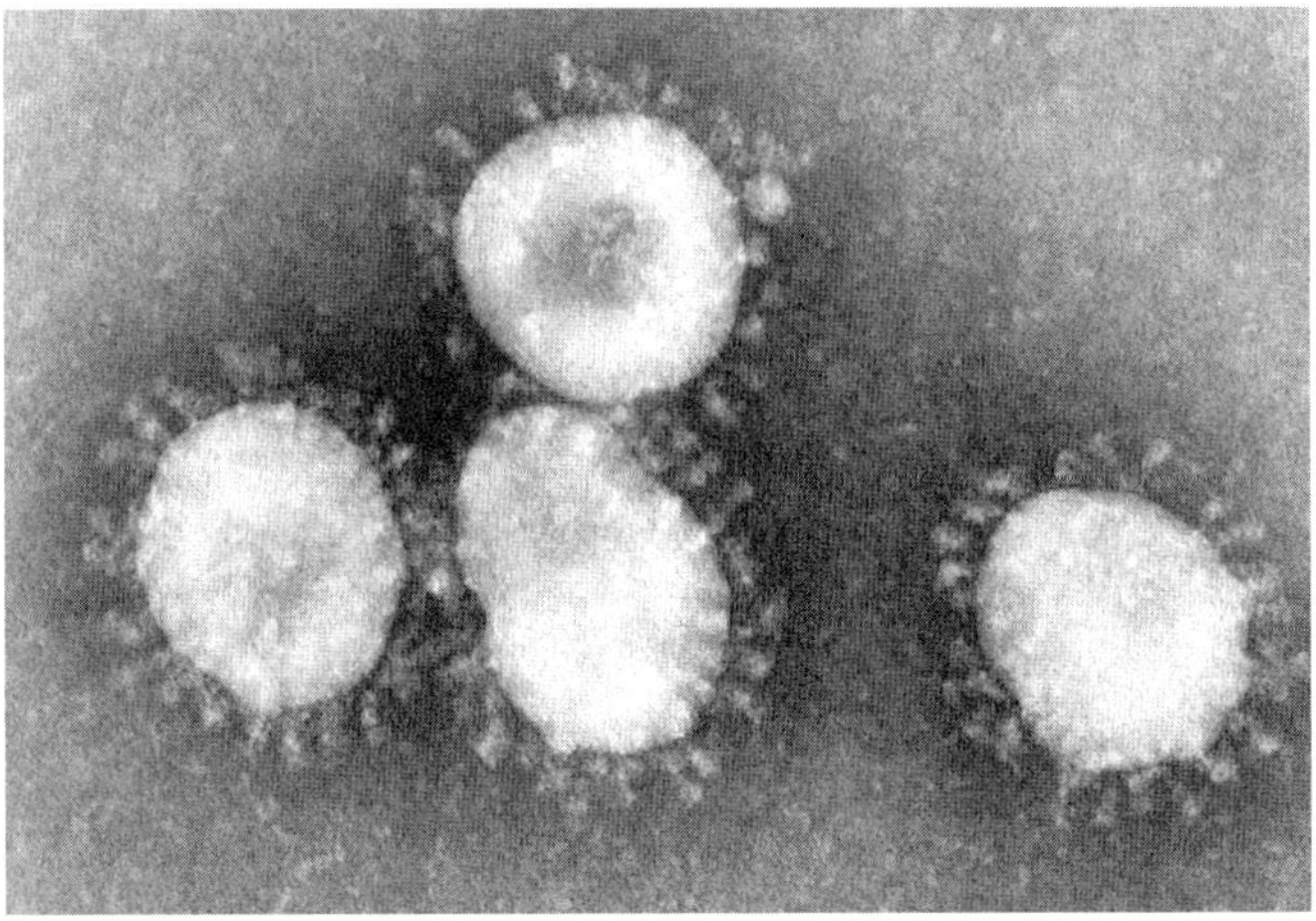

上が感染し900人以上が死亡したウイルス性疾患です。

病原体は、新型のコロナウイルスで動物由来と推測されます。感染は、飛沫感染と接触感染で、空気感染の可能性も否定できません。感染すると2~10日の潜伏期を経て、通常38度以上の発熱を伴って発病します。悪寒、筋肉の痛み、頭痛などインフルエンザとよく似た症状を示します。

感染者の10~20%が重症化し、全体の死亡率は約10%ですが、45歳ぐらいから高率となり65歳以上では50%以上と言われています。

❷マーズ(MERS)

マーズ(中東呼吸器症候群)は、2012年に初めて確認されたウイルス性の感染症です。原因となるウイルスはMERSコロナウイルスと呼ばれています。主な症状は、発熱、咳、息切れなどです。下痢などの消化器症状を伴う場合もあります。

マーズに感染しても、症状が現れない人や、軽症の人もいますが、特に高齢の方や糖尿病、慢性肺疾患、免疫不全などの基礎疾患のある人で重症化する傾向があります。

Chapter.8
ウイルスと免疫

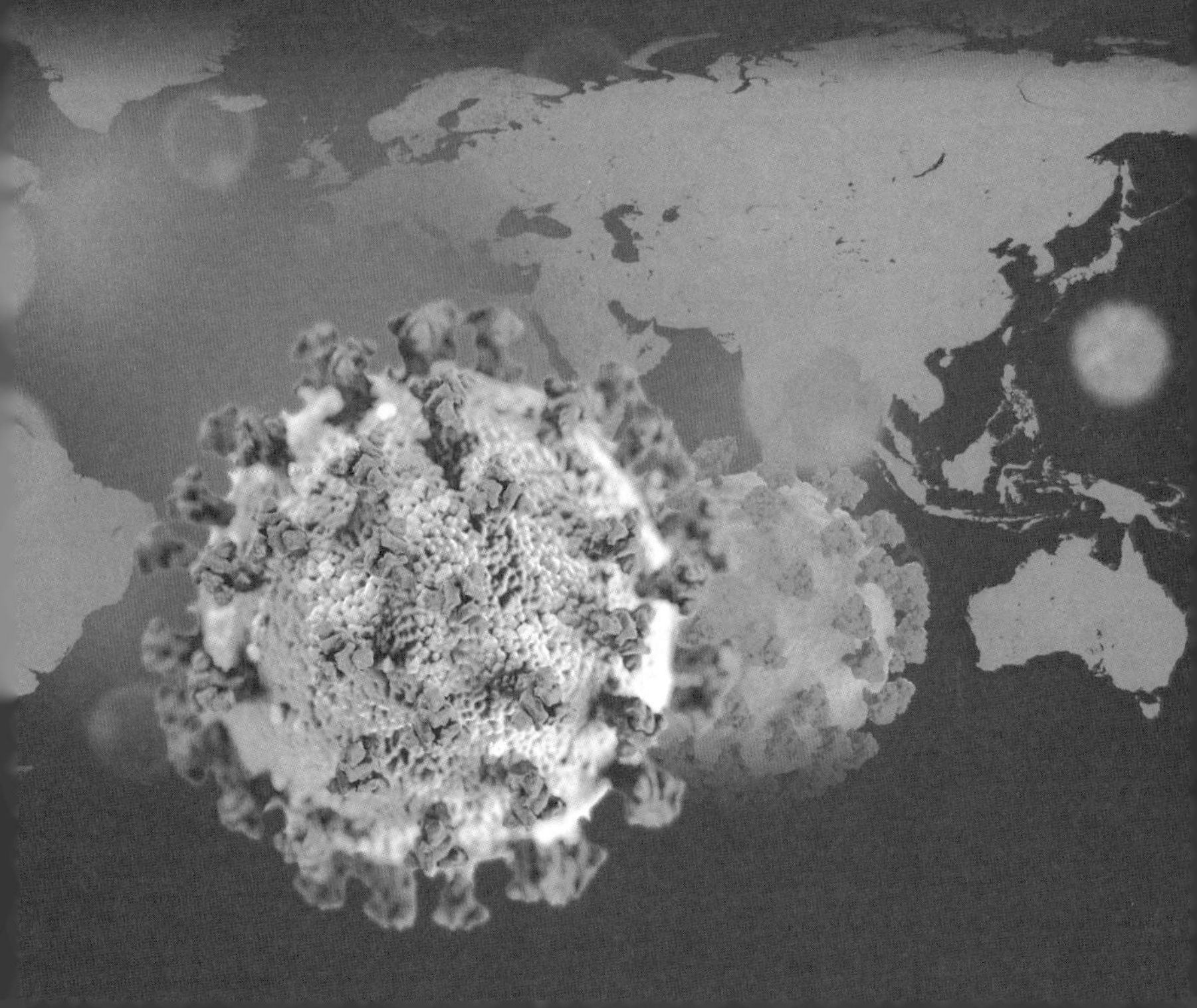

SECTION 37

免疫系を構成する細胞群

外界に晒されている生体は常に、外界からの影響を受けています。外界にはさまざまな物質や化学物質、他の生体が存在しています。これらのあるものは生体にとって栄養源であり、生命活動にとって必要なものです。しかし、あるものは、不必要なだけでなく、有害で生命体にとって危険でさえあるものもあります。

免疫とは

生体はこのような、自分にとって有害な物質や生体(異物)から身を守らなければなりません。そのために皮膚、粘膜、体毛などの防御物質があり、まばたき、咳、くしゃみなどの防御運動があります。有害物質や有害生体は生体の内部に侵入してくることがあります。この様な有害物を一般に抗原といいます。免疫はそのような抗原に対する防御策の一つであり、生体内が抗原から自らを護る最終的な防御手段なのです。しかし、この様な防御手段も行きすぎると、自分自身を攻撃する事になってしまいます。この様な結果がアレルギーなどの自己免疫疾患になります。

免疫担当細胞

皮膚や粘膜を通過して体内に侵入した異物、抗原を迎え撃つのが、免疫担当細胞です。免疫担当細胞は、血液の白血球に相当するリンパ球を中心とした一連の細胞たちです。これら免疫担当細胞は、抗原を攻撃して変質させて無毒化させる働きをします。免疫担当細胞は血液やリンパ液中に存在します。血液は大きく分けて血漿、赤血球、白血球になります。このうち免疫担当細胞に相当するのは白血球といわれる部分です。しかし、白血球にも多くの種類があります。

血液細胞は血球芽細胞という幹細胞から分化して作られます。普通の細胞は細胞分裂すると親（母細胞）と同じ子細胞（娘細胞）が2個できます。しかし、幹細胞は自分とは違った細胞を生み出す特殊な能力がある細胞なのです。血球芽細胞から分化した5

種類の細胞のうち、大リンパ球、前単球、前骨髄細胞の3種類が白血球に発達していきます。白血球のうち、最も多いのは顆粒球であり、全白血球の60～70％を占めます。顆粒球の大部分は好中球であり、好中球は抗原の種類に関係なく抗原を貪食するので食細胞ともよばれます。

次に多いのが小リンパ球といわれるB細胞とT細胞です。これらの細胞は共同して高度な免疫系を構築します。これらの細胞は免疫系の立役者と言うところです。単球は抗原が現われると食細胞の一種であるマクロファージに変身します。

●血液細胞

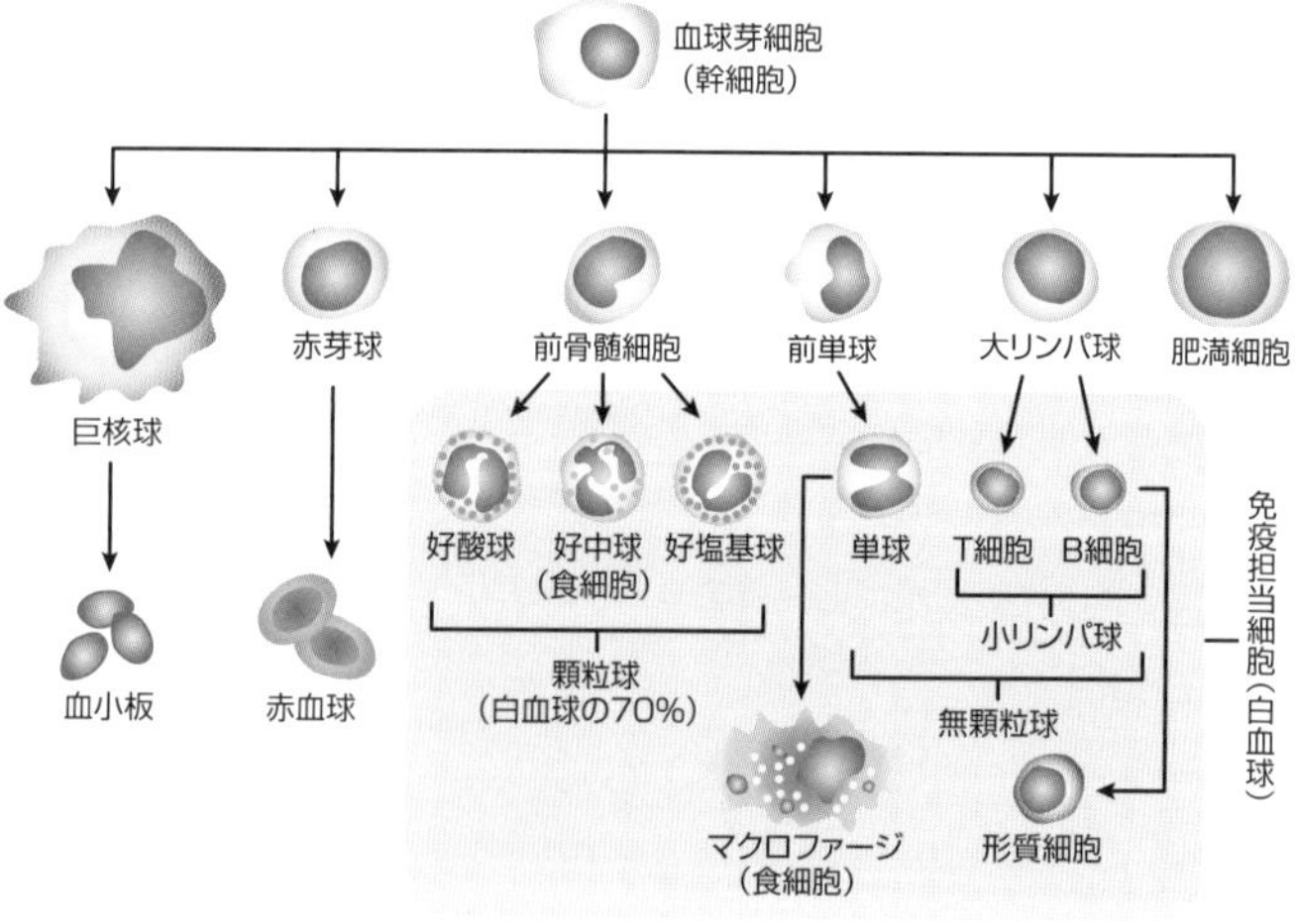

SECTION 38

免疫系

免疫系は抗原と抗体、それと免疫担当細胞からなります。抗原は生体に害をなす物であり、それに対して免疫作用をおこなうのが免疫担当細胞であり、その細胞が分泌する物が抗体であり、免疫グロブリンと言うことになります。

抗原—抗体反応

生体に有害な抗原は花粉や重金属のようにそれ自身が毒素であることもあれば、細菌やウイルスのように、異物が更に毒素を出すこともあります。

この様な抗原に対して免疫担当細胞が分泌する化学物質を抗体と言います。抗体は抗原を識別し、抗原と反応して結合します。この反応を抗原—抗体反応、その結果生成した結合体を抗原—抗体複合体と言います。

抗体が抗原へ結合すると、その複合体を後に見る好中球やマクロファージといった食細胞が認識・貪食して体内から除去するように働きます。またキラーT細胞等の免疫細胞が標的と認識して攻撃を開始します。

免疫グロブリン

抗体は一般に免疫グロブリンとも言われ、小さなタンパク質です。そのため、抗原—抗体反応は酵素反応と似た反応になります。すなわち、鍵と鍵穴の関係が存在し、抗体は特定の抗原に対してだけ反応するのです。これは、異物の種類と同じ種類の抗体が生産されることを意味します。アレルギー治療が難しいのは、このように抗体の種類が多いことにそ

●抗原抗体反応

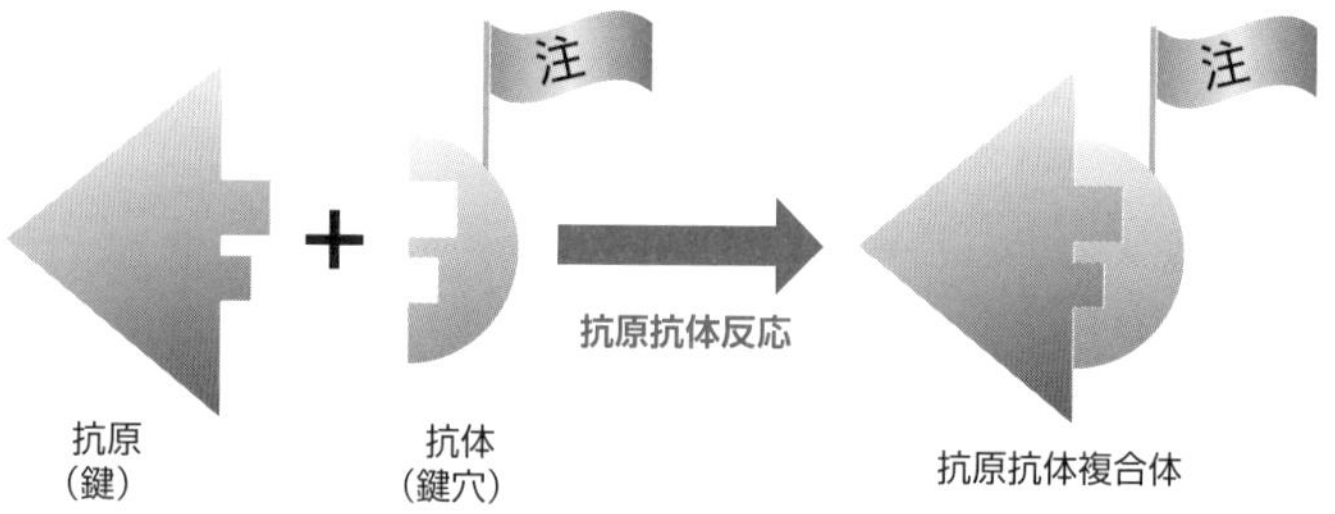

の原因があると言って良いでしょう。

原理的に抗体は抗原の種類と同じ種類だけ存在することになるので、その構造は無限大ともいえることになります。どのようにすればその様な膨大な種類の抗体を作ることが出来るのでしょう?

多種類の秘密

免疫グロブリンは血液の血漿部分に存在しますが、タンパク質ですからアミノ酸からできています。免疫グロブリンが膨大な種類あることの秘密は、単純化して考えると簡単に理解できます。

抗体(免疫グロブリン)をザリガニに例えてみましょう。ハサミの部分が抗原を補足する部分であり、抗原によって異なるのは

●免疫グロブリンの例

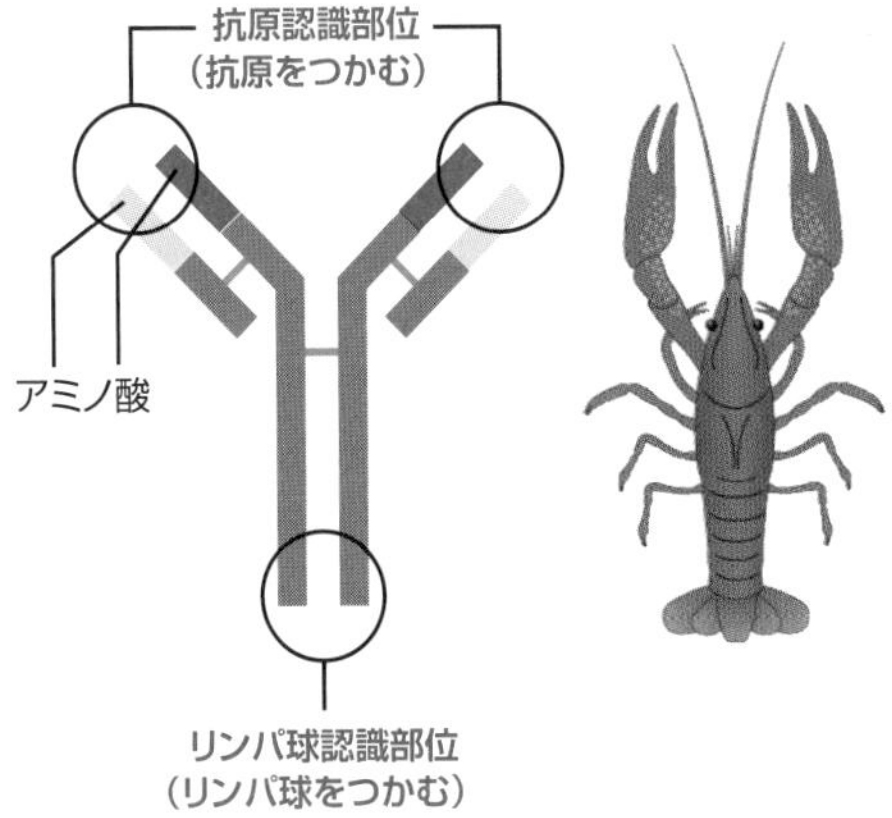

この部分だけで良いのです。この部分のアミノ酸の配列が抗体によって異なるのです。

抗原と結合する部分は二本のハサミの先端部分ですから、全部で4カ所になります。したがって、たとえ、その部分が1個のアミノ酸からできているとしても、アミノ酸の種類は20種あるのですから、その組み合わせは20^4＝16万種類となります。

尻尾の部分は免疫担当細胞に結合することができ、この結合を通じて免疫担当細胞に抗原の存在（侵入）およびその捕獲に関する情報を送り、更なる免疫活動を展開することになります。

SECTION 39

B細胞（体液性免疫）

免疫担当細胞は何種類もあります。その中でも特に重要な働きをするのがB細胞（Bリンパ球）、T細胞（Tリンパ球）とマクロファージの3つです。B細胞とT細胞は共に小リンパ球ともよばれ、見かけ上、区別することはできず、働きの上で区別するだけです。

B細胞は骨髄（bone marrow）で形成されるのでboneのBをとってこのように呼ばれます。一方、T細胞は胸腺（thymus）で作られるので、そのTをとってT細胞と呼ばれます。

B細胞の働き

B細胞の特徴は、細胞表面に抗体を持っていることです。生体に侵入した抗原は血漿中にある遊離の抗体と結合すると共に、B細胞表面の抗体とも結合します。この場合、抗原は多くのB細胞のうち、自分に合った抗体をもつB細胞を選んで結合することになります。

B細胞表面の抗体と抗原の間にできた結合は、B細胞自身を強く刺激することになります。その結果、B細胞は抗体を生産する形質細胞に変化し、増殖を始めます。

このような機構により、形質細胞が増え、それに伴って抗体が増えます。増えた抗体は抗原と結合し、抗原に特有の標識をつけることになります。この標識つきの抗原をマクロファージや顆粒細胞が

●B細胞（体液性免疫）

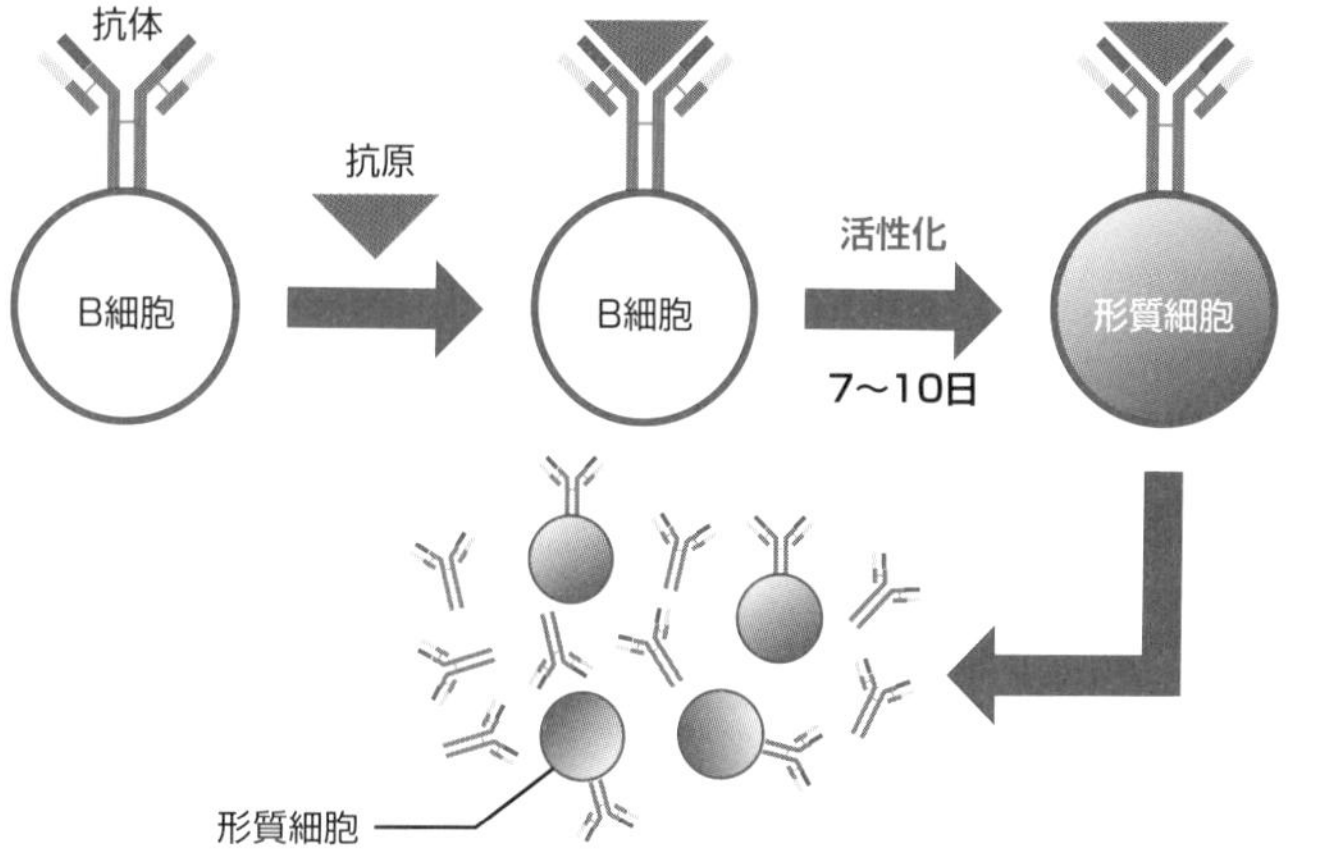

選択的に捕食するのです。

このような免疫機構を、主役の抗体が血漿などの体液中に存在するので特に体液性免疫と言います。

抗原の記憶

通常の場合、B細胞が形質細胞に変化し、特定の抗体を生産するようになるには7~10日程度の期間を必要とします。抗原に合致する抗体を持つことになったB細胞を感作B細胞と言います。

免疫作用が完全に行われ、抗原が消失してしまった後も、この感作B細胞は体内に残留し続けます。これは、免疫系がその抗原を記憶していることに相当します。すなわち、後日再び、同じ抗原が体内に侵入したときには、今度は数日も掛かるのではなく、直ちに抗体の生産を行うことができるのです。

SECTION 40

T細胞(細胞性免疫)

B細胞が行う免疫活動は、いわば抗原にレッテルを貼ることと言えるでしょう。そこから先は他の免疫担当細胞任せです。「B細胞は生易しい」、というのがT細胞の言い分でしょう。

T細胞は抗原をライフルで狙い撃ちするスナイパー(狙撃手)のような細胞なのです。いわばゴルゴ13です。T細胞には3種類あります。ヘルパーT細胞、サプレッサーT細胞、キラーT細胞です。名前からしてカッコイイではないですか。

ヘルパーT細胞

ヘルパーT細胞はB細胞の働きを助ける(ヘルプ)働きをします。すなわち、B細胞が形質細胞に変化し、抗体を増産するようになるためには引き金を引く物質が必要なのです。その物質を生産するのがヘルパーT細胞なのです。

すなわち、ヘルパーT細胞の表面には抗原受容体があり、ここに抗原が付着するとT細胞はインターロイキン（リンパ球活性化因子）とよばれる物質を分泌します。これがB細胞から形質細胞への変質を促す引き金物質なのです。

サプレッサーT細胞

サプレッサーT細胞はB細胞など、他の免疫担当細胞の働きを抑える（サプレッス）働きを持ちます。ヘルパー、サプレッサー、両T細胞がアクセルとブレーキのようにバランスをとりながら免疫作用を遂行するしくみになっているのです。

●ヘルパー T細胞

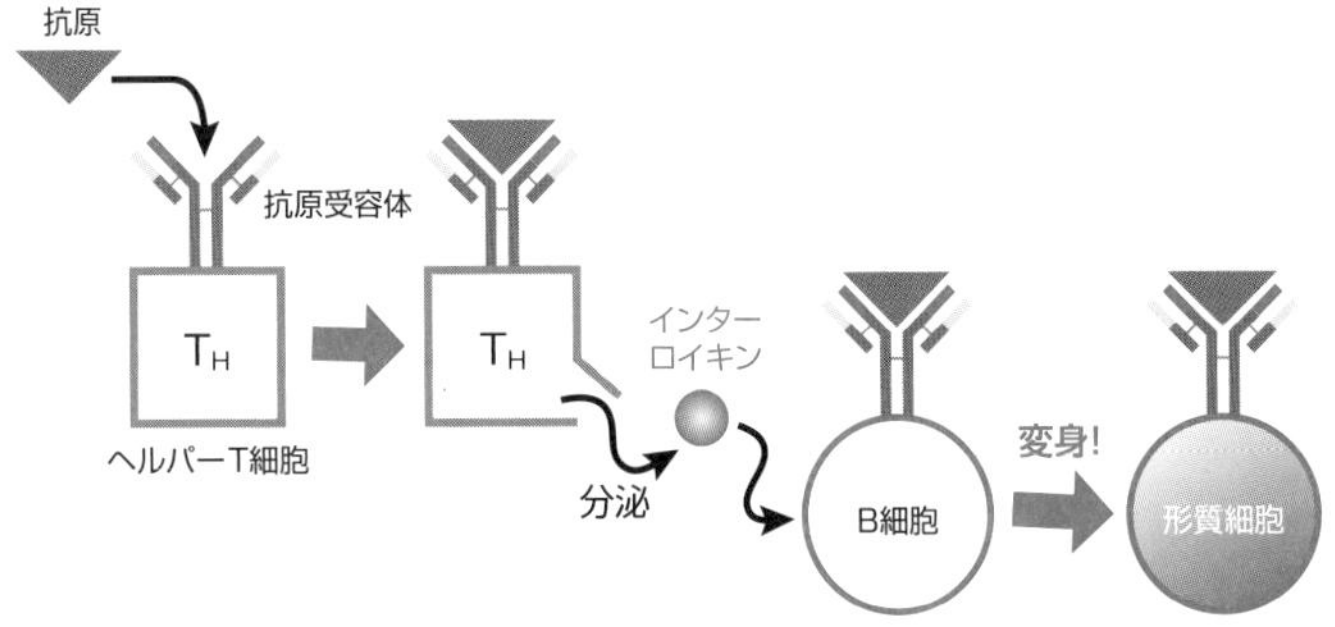

キラーT細胞

Ｂ細胞は抗体を生産する細胞であり、抗体は抗原につける標識であり、抗原を破壊することはできません。また、抗体は抗原の侵入した細胞、すなわち感染細胞に入ることはできません。

それに対してキラーT細胞は、Ｂ細胞がレッテル（抗体）を貼った細胞なら、感染細胞はもちろん、ガン細胞など、異常な細胞にも入り込み、破壊し、殺す（キラー）ことのできる細胞なのです。すなわち、特殊な酵素を用いて標的細胞の細胞膜に穴を開けて侵入するのです。

それだけでなく、更に別の酵素を用いて標的細胞にアポトーシス（細胞の自死）を起こさせて消滅させることすらできます。まさしく殺し屋（キラー）です。臓器移植などに伴う免疫反応もT細胞によるものです。

このようなT細胞やマクロファージによる免疫は細胞自身の働きによる免疫なので、先に見た「体液性免疫」に対して「細胞性免疫」といいます。

SECTION 41

食細胞

食細胞とは、その名の通り、抗原を食べてしまう細胞であり、いわば免疫作用の総仕上げを行う細胞です。食細胞には主に好中球とマクロファージがあります。このような免疫系を、生体が生まれつき持っている免疫系なので、自然免疫（先天性免疫）と言います。

それに対してB細胞、T細胞に基づく免疫系は、抗原によって構築された免疫系なので獲得免疫（後天性免疫）と言います。ワクチンの働きはこれに該当します。

好中球

B細胞やT細胞による免疫系は、高度の識別機能を持った繊細にして巧みな防御機構です。しかし、抗原に対してこれらの細胞に基づく免疫系が完成するには数日間の時間が必要です。これでは緊急の異物の侵入に対応できません。

そのため、抗原と見たら、ただちに無差別に破壊してしまう免疫系があります。これが食細胞に基づく免疫系であり、その働きをする細胞の一つが好中球です。

好中球は、普段は血液中にありますが、異物が生体組織に進入すると自身も組織に出動します。そして組織に侵入した異物を自分の中に取り込み、破壊(捕食)してしまいます。限度一杯まで捕食した好中球は自壊し、最後はマクロファージによって捕食されて消失します。

マクロファージ

マクロファージは、血液中にある単球が組織中に移動した後に変質して生じた細胞です。マクロファージは〝大食細胞〟とも呼ばれるとおり、抗原だけでなく、古くなった細胞やその残骸、さらには役割を終えた好中球をも捕食します。いわば生体内の掃除係りとでも言えば良いでしょうか。

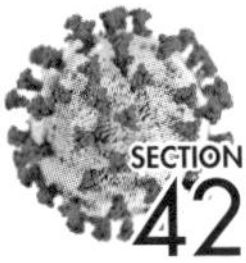

アレルギー

アレルギーは抗原―抗体反応が過剰に起こることによって引き起こされる症状であり、特定の抗原に対して起こる過敏症です。アレルギーの原因になるのは造血幹細胞(血球芽細胞)が作る血球の一種である肥満細胞です。肥満細胞は外見が太って見えることから付けられた名前であり、人体の肥満とは関係ありません。

アレルギーには花粉症のようなものから、ペニシリン、ハチなどによるショックのように短時間で命にかかわる重篤なもの、あるいはリューマチなどのように長期間にわたって健康を損なうものまで、多種類あります。アレルギーのうち、症状の特に激しいものをアナフィラキシーショックといいます。

花粉症

花粉症やペニシリンショックなどのアレルギーはアレルゲン（抗原）との接触から症状発生までの時間が短いので即時型アレルギーといわれます。即時型アレルギーは次の機構で発症します。

❶花粉などのアレルゲンが侵入すると、B細胞が特有の抗原に合致した抗体（免疫グロブリン）を生産します。

❷抗原と抗体が結合して複合体を作ります。

❸この複合体が補体と呼ばれる血液中にある一群のタンパク質と結合してアナフィラトキシンとなります。

❹アナフィラトキシンは好塩基球や肥満細胞に作用してサイトカイン（炎症性物質）の一種であるヒスタミンを放出させます。

❺このヒスタミンによってアレルギー症状が現われます。

輸血アレルギー

血液型不適合の輸血を行うとアレルギーが起きて、死に至ることがあります。これは細胞自身(間違って輸血された赤血球)が抗原となるアレルギー反応です。

すなわち、抗原と認識された細胞(赤血球)が抗体と結合して抗原-抗体複合体ができます。すると、この複合体に補体が結合し、補体が抗原の細胞(赤血球)の細胞膜に穴をあけ、細胞(赤血球)を溶解するという機構です。また、組織に沈着した免疫複合体に補体が結合すると補体が活性化され、アナフィラトキシンやリソソーム(加水分解酵素)を放出し、組織を損傷します。この様な機構によってアレルギーが起こるのです。

自己免疫疾患

免疫機構は外部から生体に侵入した「異物」を攻撃して排除する仕組みです。生体内には「異物」とよく似た物質が多く存在しますが、自分の体内にある物質は「自己」と認識し、「異物」とは厳密に区別します。

❶「自己」と「異物」の判定

「自己」か「異物」かの判断は、主にT細胞に委ねられています。抗原提示細胞は、取り込んだ抗原をペプチドにまで分解しT細胞に提示しますが、提示される抗原ペプチドとT細胞の抗原認識受容体との親和性で異物かどうかを判断していると考えられています。

自己抗原と結合したT細胞はアポトーシスといわれる細胞死を遂げます。一方、外来抗原の場合は、適切な親和性があるため、T細胞は死滅せず活性化されて増殖し、B細胞に抗体の指示を行うと考えられています。

❷自己免疫疾患の原因

自己免疫疾患の原因としては、次のものなどが考えられていますが、その詳細はわかっていません。

- 何らかの原因でT細胞の細胞死が不完全であり、生き残ったT細胞が活性化されB細胞に抗体を作らせる。
- 自己抗原に対して細胞死するべきB細胞が死滅せずに自己抗原に対する抗体を作る。
- ウイルスの侵入により自己タンパク質とよく似たタンパク質が体内に入り、誤って自己タンパク質をウイルスタンパクと勘違いする。
・自己タンパク質以外のタンパク質が自己抗原として誤って提示されてしまう。

❸自己免疫疾患の種類

自己免疫疾患は、全身にわたり影響がおよぶ全身性自己免疫疾患と、特定の臓器だけが影響を受ける臓器特異的疾患に分けられます。

全身性自己免疫疾患には、関節リウマチ、全身性エリテマトーデスなどの膠原病があり、臓器特異的疾患には、重症筋無力症、多発性硬化症や最近増加してきている潰瘍性大腸炎などがあります。自己免疫疾患の中でも患者数が最も多い疾患は関節リウマチで、日本には70～100万人の患者がいると想定されています。

多くの自己免疫疾患は、潜在的に発症し慢性的に経過してやがて自覚症状が出るため、発症してからかなり長時間経ってから疾患と認識されます。そのため非常に治りにくく、多くが難病に指定されています。また、多くの自己免疫疾患では、女性の患者が多いといわれており、ホルモンが関与しているという説もあります。

❹ 治療法

自己免疫疾患の原因は解明されていないところが多く、治療法も限られています。多くの自己免疫疾患では対症療法でしのいでいるのが現状です。

関節リウマチは患者数が多いだけに、自己免疫疾患の中では最も治療法が進んでいる疾患です。関節リウマチでは、非ステロイド性抗炎症薬の使用を基盤にして、DMARDsと呼ばれる疾患修飾性抗リウマチ薬が主体です。1999年に炎症性サイトカイン（TNFα）に対する抗体医薬（インフリキシマブ：レミケード）が開発され、今までにない強力な抗炎症性と骨破壊抑制効果をもつことがわかりました。その後、続々と抗炎症性サイトカイン（TNFαのほかIL6、IL-1など）を標的にした抗体医薬などの生物学的製剤が開発されています。

自己免疫疾患には共通した発症メカニズムがあり、ある自己免疫疾患に有望な治療薬は他の自己免疫疾患にも適応拡大される可能性が大きく、今後、多くの難病にも有望な治療法が開発されていくものと期待されています。

Chapter.9
ウイルスの検査薬と治療薬

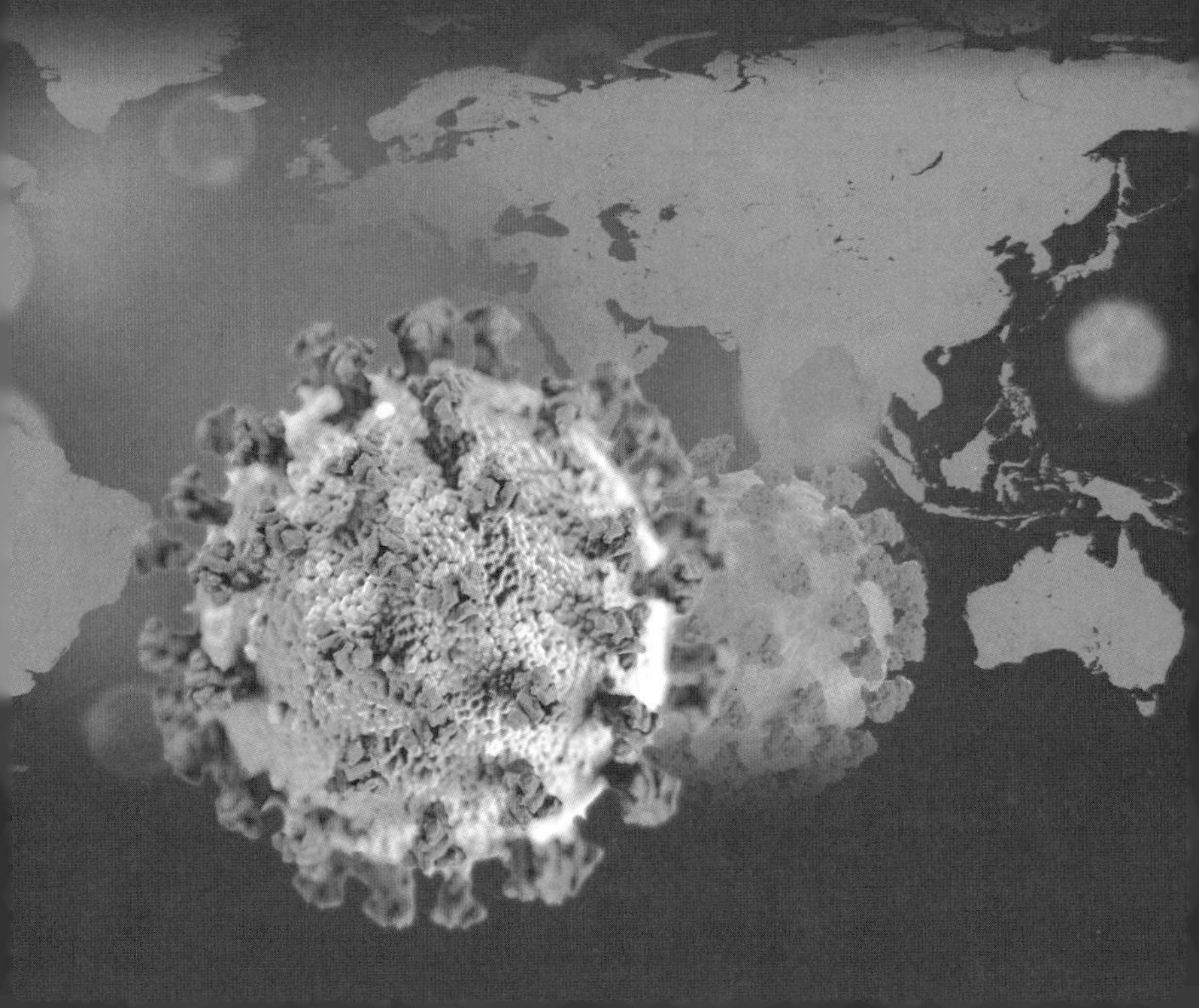

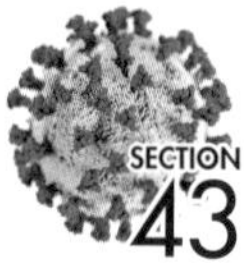

SECTION 43

核酸を用いる方法

ウイルスは非常に小さいため、光学顕微鏡で見ることはできません。そこで利用するのが遺伝を司る物資、核酸です。

核酸にはＤＮＡとＲＮＡの二種類があります。人間の場合、遺伝によって親（細胞）から子（細胞）に伝わるのはＤＮＡです。ＤＮＡには膨大な量の遺伝情報、遺伝子が書き込まれています。しかし、ウイルスの場合には、ＲＮＡしか持っていないものもあります。また、ウイルスによっては、「このウイルスは、必ずこの遺伝子を持っている」とわかっている場合もあります。

ＰＣＲ法

遺伝子は、そのままでは目で見ることはできません。しかし人工的に、増やしたい部分だけを増やすことができるようになり、特別な装置を使えば目で検出することが可能になりました。遺伝子増幅技術の代表的なものがPCR法です。

「PCR」は「ポリメラーゼ連鎖反応(polymerase chain reaction)」のイニシャルであり、特定のDNA断片を選択的に増殖させる遺伝子増幅技術の一種です。

PCRはヒトのゲノム(30億塩基対)のような長大なDNA分子の中から、特定のDNA断片(数百から数千塩基対)だけを選択的に増幅させることができます。その特徴は、次の通りです。

- **極めて微量なDNA溶液で目的を達成できる**
- **増幅に要する時間が2時間程度と短い**
- **プロセスが単純で、全自動の卓上用装置で増幅できる**

PCR法は、増やしたい遺伝子にくっつくことができる短いDNA(プライマー)を用意し、酵素の働きと温度を上げ下げすることで、目的の遺伝子を増やす方法です。DNA合成酵素の働きを利用したりして目的のDNAを増やします。

遺伝子は通常、肉眼では確認できませんが、PCR法では数時間でDNAを100

万倍に増やすことができるため、増やしたＤＮＡを染色して検出装置にかけることで、それが目的のＤＮＡであるかどうかを目で確認することができます。

ＴＲＣ法

ところが、新型コロナウイルスは、ＤＮＡを持っていません。ＲＮＡしか持っていないのです。そのため、ＰＣＲ検査を行うためにはＲＮＡをＤＮＡに書き変える（転写）必要があります。そのための前処理に時間が掛かるので、トータルで結果が出るまで約5時間も6時間もかかることになります。

そこで開発されたのがＤＮＡでなく、ＲＮＡそのもので検査する方法ＴＲＣ法（Transcription Reverse-transcription Concerted reaction）です。この方法なら約50分程度で結果が出ると言われています

SECTION 44

核酸を用いない方法

核酸を用いる方法は鋭敏ですので、検体（ウイルス）の量は微量でよく、判定の精度も正確ですが、時間が掛かることの他に、特殊な装置と訓練された検査技師が必要で、その結果、費用が掛かるなどの短所があります。

核酸を用いない方法は、簡単に短時間でできるため、クリニックなどの医療現場で用いることができ、費用も安価です。しかし、精度に劣ることがあります。

イムノクロマトグラフィー法

インフルエンザの場合、どこの病院に行っても数十分で診断されます。これは、イムノクロマト法を使った検査キットが開発されているからです。これは紙の上に落とした水が、紙を浸して広がっていく原理を利用したものです。短冊形に切ったろ紙の一端に水を落とすと、水は反対側の方に広がっていきます。ウイルスと結合するような標識抗体と検体を混合すると、両者は反応して複合体を作ります。この液体をクロマト紙という特殊な検査紙の一端に滴下します。すると液体はクロマト紙上を進行し、それにつられて進行した複合体が、呈色試薬《ていしょくしやく》が塗ってある位置に達した時に、複合体が呈色試薬と反応して発色します。つまり、検体にウイルスが入っていれば発色しますが、入っていなければ発色しないのです。

この方法は簡便ですが、目視による判定のため、個人差が出ます。また、ウイルスの有無がわかるだけで、その量の判定はできません。

沈降反応

検体に特異的に反応する抗体を用いて検体を検出する方法です。この方法は、抗体を含む試薬溶液中に試料を入れると、検体があれば抗体が検体と反応して複合体を形成します。すると、透明だった液体が不透明になります。これを目視、あるいは測定機器を用いて濁度を測定することによって、検体の有無、濃度などを知ることができます。

ラテックス凝集法

沈降反応の方法において、抗体を含む液体の中に、高分子の微粒子を分散させておきます。このように、高分子の微粒子が分散した液体（コロイド）を一般にラテックスと言います。この検査薬を用いてこの反応行うと、発生した複合体が高分子微粒子を核として凝集します。この結果、液体が濁るので、それを先と同じ要領で検査します。

ウイルス検査キット

検査のために必要な、器具、試薬、容器、クロマト紙など一切の必要物をまとめた物を検査キットと言います。

キットは各種のウイルスに特異的です。ですから、新型コロナウイルスの有無を検査する場合は、新型コロナウイルス用の検査キットを用いなければなりません。

たとえば、インフルエンザウイルス用の検査キットを用いて新型コロナウイルスの有無を検査することはできません。

SECTION 45

ワクチン

細菌やウイルスなどの病原体によって感染症にかかると体の中で抗体ができます。抗体は、新たに外から侵入する病原体を攻撃してくれます。この仕組みを「免疫」と言います。

免疫の仕組みを利用したのが「ワクチン」です。ワクチンを接種することにより、あらかじめ病原体に対する免疫を作り出し、病気になりにくくするのです。

赤ちゃんは、お母さんのお腹にいるときにお母さんから様々な病気に対する免疫が受け継がれます。しかし、百日せきの抗体は生まれて早い時期に、麻疹（はしか）の抗体は乳児期後半には失われてしまいます。

歴史

天然痘に一度かかった人間が、その後二度と感染しないことは古くから知られていました。免疫を獲得したためです。このため、アジアでは、乾燥させて弱毒化した天然痘のかさぶたを健康な人に接種して軽度の天然痘に感染させて、天然痘を予防する方法が行われていました。この方法は18世紀にはヨーロッパにも広がりました。しかし、死亡者が発生するなど、安全なものとは言えませんでした。

一方18世紀後半には、ウシの病気である牛痘に感染した人は天然痘の免疫を獲得し、罹患しなくなるか軽症になることが経験的に知られるようになってきました。

これを知ったイギリスの医学者、ジェンナーは1796年、少年に牛痘の膿を植え付け、数カ月後に天然痘の膿を接種し、天然痘が発症しないことから、これが事実であることを証明しました。これがワクチンの始まりでした。

その後、パスツールが病原体を培養して弱毒化すれば、その接種によって免疫が作られることを発見したことから、さまざまな感染症に対するワクチンが作られるようになったのでした。

生ワクチン

毒性を弱めた微生物やウイルスを使用する方法です。不活化ワクチンに比べて獲得免疫力が強く、免疫持続期間も長いという長所があります。しかし弱っている病原体を使うため、まれに副反応が起こる可能性があります。

生ワクチンには、BCG、ポリオ、種痘（天然痘）、風疹、おたふく風邪、水痘（帯状疱疹）、ロタウイルス用などがあります。

不活化ワクチン

死菌ワクチンとも呼ばれます。化学処理などにより死んだウイルスや細菌を使用するものです。生ワクチンより副反応は少ないですが、その反面、免疫力が弱く、免疫の続く期間が短い等の短所もあります。このため複数回接種が必要なものもあります。

不活化ワクチンにはインフルエンザ、狂犬病、コレラ、ジフテリア、破傷風混合、百日咳、A型肝炎、B型肝炎用などがあります。

副作用

ワクチンは、弱いとはいえ病原体を接種するものです。そのため、望まれない反応も起こすことがあります。これを副作用と言います。

副作用には、軽微なものとしては、投与部位の発赤・腫脹・疼痛・感冒様症状などがありますが、重大なものとしては無菌性髄膜炎、血小板減少性紫斑、膵炎などが起こることもあります。

しかし、多くの場合、実際に病気にかかるよりも症状が軽いことや、まわりの人にうつすことがない、という利点からワクチン接種が進められています。

その一方、予防接種を見直す動きもあります。1964年に始まった、インフルエンザワクチンの被害を訴える訴訟は、1980年代まで続き、1976年に予防接種法が改正され、救済制度が設立されました。

日本は、1980年代までワクチン先進国とされていましたが、副作用による訴訟が相次ぎ、当時の厚生省とメーカーが開発・接種に消極的になった結果、日本はワクチン後進国だと言われることもありました。

SECTION 46

感染病治療薬

感染病の薬と言えばワクチンを思い浮かべます。しかし、ワクチンは感染病に罹るのを防いでくれる薬剤、つまり予防薬であり、罹ってしまった感染症を治してくれる薬ではありません。病気の治療薬には多くの種類があります。

漢方薬と化学合成薬

大きく分ければ植物や動物、鉱物などの自然物の一部をそのままの形で用いる漢方薬と、化学知識を基に化学合成によって作った合成薬品に分けることができます。しかし、その区別は必ずしも明らかなものではありません。

合成薬品としてあまりに有名なアスピリンは漢方薬で有名な柳の小枝の有効成分を化学的に合成したものです。

抗生物質

感染病の治療薬として有名な物に抗生物質があります。第二次世界大戦の連合国側のトップとして有名な当時のイギリス首相チャーチルの肺炎を治したと言う都市伝説であまりに有名なペニシリンで時代の寵児に躍り出ました。

ペニシリンはフレミングが1928年にアオカビから見付けた世界初の抗生物質ですが、発見から実用化までの間には10年もの歳月を要しました。しかし、いったん実用化されたのちはストレプトマイシンなどの抗生物質を用いた抗菌薬が次々と開発され、人類の医療に革命をも

●ペニシリン

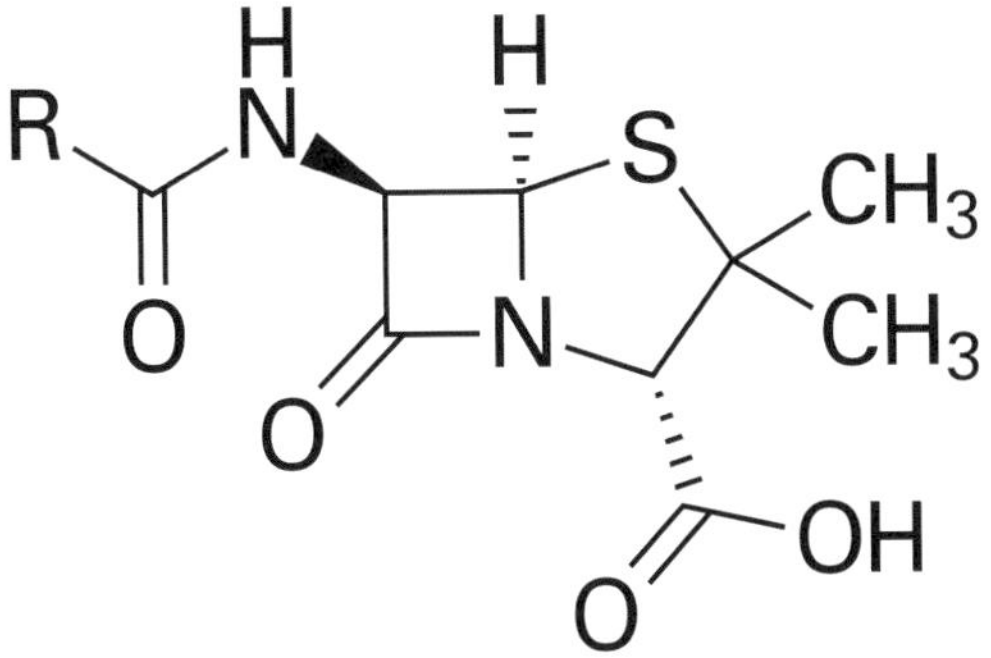

たらしました。

１９９０年頃には、天然由来の抗生物質は５０００～６０００種類があると言われ、約70種類（微量成分を含めると約１００種類）が実用に使われています。この他にも半合成抗生物質も80種が利用されています。

抗生物質と言うのは「微生物が分泌して、他の微生物の発育を阻害する物質」と定義されています。つまり、微生物、生物にしか効果が無いのです。したがって生物の一種であるガンに効く抗生物質はあっても、生物でないウイルスに効く抗生物質はありません。

そのため、抗生物質には乱用が指摘されており、抗生物質処方の50％以上は不適切であると言われるほどです。乱用は薬剤耐性菌を生む問題があり、適正な使用以外の使用を戒められています。

SECTION 47

抗ウイルス薬

抗生物質は、細菌など病原体の細胞を直接破壊しますが、ウイルスは細胞をもっていません。そのため、抗生物質を用いる療法とは薬理学的性格が大きく異なります。

抗ウイルス薬の治療機構

抗ウイルス薬の効き方には二つのルートがあります。

❶ウイルスが宿主細胞に寄生し、その中で増殖し、宿主細胞を破壊して脱出するサイクルの一部プロセスを阻害する。

❷人体の抗ウイルス免疫機構を高める。

多くの抗生物質は、複数菌種に対する抗菌活性を持っています。これは、抗生物質が標的とする細菌は、真核生物である人体の細胞と大きく異なり、原核細胞という分子生物学的な共有形質を持っています。抗生物質は、これを利用して細菌細胞の活動を阻害し、死に至らしめているからです。

しかし、ウイルスは進化の系譜が細胞を有する生物とは著しく異なり、個々のウイルスの分子生物学的な形質が独特です。そのため、それぞれのウイルスに対する治療薬が必要となることが多いのです。

抗ウイルス薬の種類

ウイルス薬として現在、有効性が認められているウイルスには、次のようなものがあります。

- B型肝炎、C型肝炎
- HIV
- 水痘・帯状疱疹ウイルス

・ヘルペスウイルス
・インフルエンザウイルス

これらは、抗ウイルス薬で治療可能なものの代表的なものです。抗インフルエンザ薬を発症2日以内に使用すると、有熱期間が半日〜最大3日間程度短縮されると言われています。

新型コロナウイルスに有効な薬は現在、世界中で開発中ですので、一日でも早く完成することを切に願います。

か行

さ行

英数字・記号

あ行

■著者紹介

齋藤《さいとう》　勝裕《かつひろ》

名古屋工業大学名誉教授、愛知学院大学客員教授。大学に入学以来50年、化学一筋できた超まじめ人間。専門は有機化学から物理化学にわたり、研究テーマは「有機不安定中間体」、「環状付加反応」、「有機光化学」、「有機金属化合物」、「有機電気化学」、「超分子化学」、「有機超伝導体」、「有機半導体」、「有機EL」、「有機色素増感太陽電池」と、気は多い。執筆暦はここ十数年と日は浅いが、出版点数は150冊以上と月刊誌状態である。量子化学から生命化学まで、化学の全領域にわたる。更には金属や毒物の解説、呆れることには化学物質のプロレス中継?まで行っている。あまつさえ化学推理小説にまで広がるなど、犯罪的?と言って良いほど気が多い。その上、電波メディアで化学物質の解説を行うなど頼まれると断れない性格である。著書に、「SUPERサイエンス 身近に潜む食卓の危険物」「SUPERサイエンス 人類を救う農業の科学」「SUPERサイエンス 貴金属の知られざる科学」「SUPERサイエンス 知られざる金属の不思議」「SUPERサイエンス レアメタル・レアアースの驚くべき能力」「SUPERサイエンス 世界を変える電池の科学」「SUPERサイエンス 意外と知らないお酒の科学」「SUPERサイエンス プラスチック知られざる世界」「SUPERサイエンス 人類が手に入れた地球のエネルギー」「SUPERサイエンス 分子集合体の科学」「SUPERサイエンス 分子マシン驚異の世界」「SUPERサイエンス 火災と消防の科学」「SUPERサイエンス 戦争と平和のテクノロジー」「SUPERサイエンス 「毒」と「薬」の不思議な関係」「SUPERサイエンス 身近に潜む危ない化学反応」「SUPERサイエンス 爆発の仕組みを化学する」「SUPERサイエンス 脳を惑わす薬物とくすり」「サイエンスミステリー 亜澄錬太郎の事件簿1　創られたデータ」「サイエンスミステリー 亜澄錬太郎の事件簿2　殺意の卒業旅行」「サイエンスミステリー 亜澄錬太郎の事件簿3　忘れ得ぬ想い」「サイエンスミステリー 亜澄錬太郎の事件簿4　美貌の行方」「サイエンスミステリー 亜澄錬太郎の事件簿5［新潟編］　撤退の代償」「サイエンスミステリー 亜澄錬太郎の事件簿6［東海編］　捏造の連鎖」（C&R研究所）がある。

編集担当：西方洋一 ／ カバーデザイン：秋田勘助（オフィス・エドモント）
写真：©wetzkaz - stock.foto

SUPERサイエンス
人類を脅かす新型コロナウイルス

2020年7月1日　　初版発行

著　者　齋藤勝裕
発行者　池田武人
発行所　株式会社　シーアンドアール研究所
新潟県新潟市北区西名目所4083-6（〒950-3122）
電話　025-259-4293　FAX　025-258-2801
印刷所　株式会社　ルナテック

ISBN978-4-86354-313-3 C0043

©Saito Katsuhiro, 2020　Printed in Japan

本書の一部または全部を著作権法で定める範囲を越えて、株式会社シーアンドアール研究所に無断で複写、複製、転載、データ化、テープ化することを禁じます。

落丁・乱丁が万が一ございました場合には、お取り替えいたします。弊社までご連絡ください。